大森、田舎で歯医者やってるってよ。

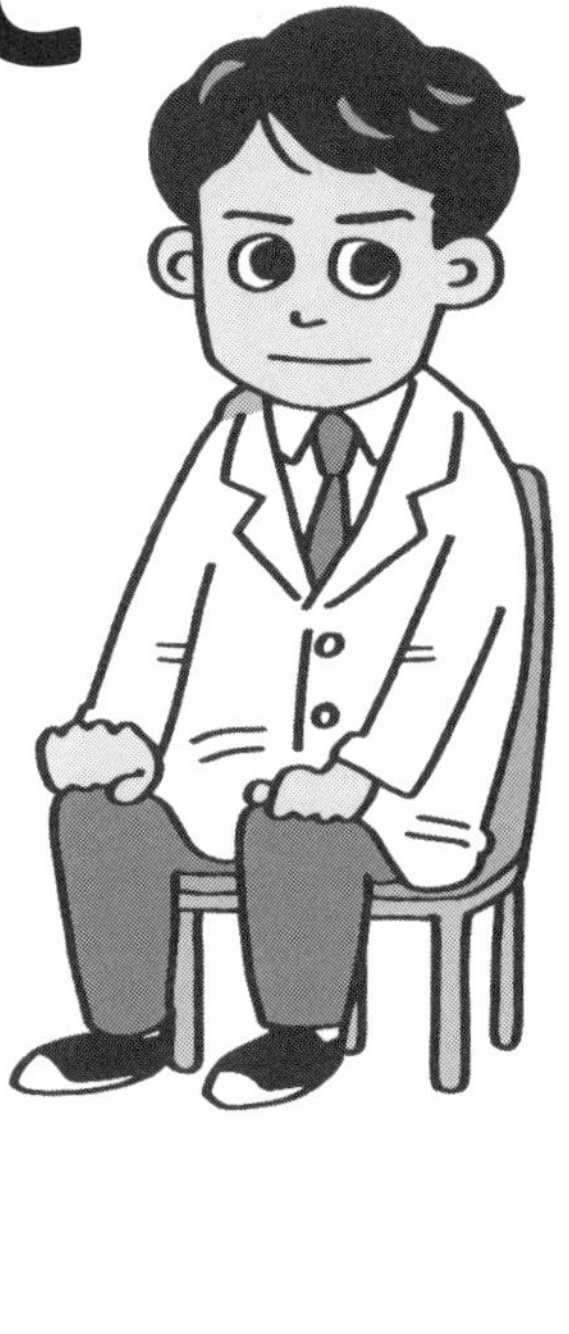

医学部落ちのボンボンが歯医者になって、茨城の片田舎で案外楽しくやっている話

大森翔英
（大森歯科・口腔外科 院長）

はじめに

はじめまして。**大森翔英**《おおもりしょうえい》と申します。

この度は、『**大森、田舎で歯医者やってるってよ。**』を手に取っていただきありがとうございます。

ふざけた題名の本ですが、大真面目に書きました。

皆さんは「**歯医者**」にどんなイメージをお持ちですか？　歯を削ってつめる人、手先が器用な人、みたいなイメージでしょうか。おそらく多くの人にとって、医療業界の中でもお医者さんや看護師さんと比べて、歯医者ってなんか**マニアックでよくわからない職種**だと思います。

また、皆さんは「**田舎**」にどんなイメージをお持ちですか？　地味で何もなくて不便で刺激の少ない場所、みたいなイメージでしょうか。おそらく多くの人にとって、とくに若い人はそんな田舎より、便利で刺激的な**都会を好む**のではないかと思います。

私は現在、**茨城県常陸太田市**《ひたちおおたし》で**歯医者**をやっています。

茨城県は皆さんご存じの通り、県の魅力度ランキングで毎年最下位を争う地味な県で、なおかつ常陸太田市はその茨城で最も面積が広く、人口密度が低い、超田舎な街です。つまり私の開業した常陸太田市は、もしかしたら**日本で最もマニアックな田舎**なのかもしれません。

この本は、そんなマニアックな**「歯医者」**を、日本で最もマニアックな**「田舎」**で開業した、**「大森」**というよくわからない奴が、これまで体験した話をまとめた**超絶マニアックな本**です。

そんな超絶マニアックな本を書いたのは、**「歯医者」**のこと、**「田舎の医療」**のことを一人でも多くの人に知っていただきたかったからです。

「大森」が生まれてから歯学部に入るまで、歯医者になってから地元茨城に戻るまで、田舎での開業を決意してから開業後の経営のことまで、これまで体験したことを**おもしろおかしく**時には**マジメ**に書いています。

この本を読めば、きっと**「歯医者も楽しそうだな」**とか、**「田舎も悪くないな」**とか思っていただけると思います。**歯科業界の方**はもちろん、医療に興味あるけど歯科のことはよくわからない**学生さん**や、田舎の医療に興味があるけど実際はどんな感じか知らない**医療関係の方**、開業しようと思っているけどなかなか踏ん切りがつかない**医師や歯科医師の先生**、医者になろうと思っていたけど歯医者も考えてみようかなぁと思う**受験生**などに向けて、なるべくわかりやすく実情がイメージできるように書きました。

都会と比べて、田舎で歯科医院を開業するメリットは実は結構あります。

「まだ都会で歯医者やるとか言ってんの？」

表紙にこんな文章を書きましたが、田舎には、歯科医師が理想と思える**「患者さんファーストの歯科医療」**を提供できる環境があると思います。

あらかじめ言っておきますが、この本は、いわゆる成功体験を記した本でもなければ、成功するためのノウハウを記した本でもありません。

私は**3代続く医師家系の長男**として生まれ、**4代目**として医師になるしかない家庭で育った、いわゆる、**田舎のボンボン**です（笑）。生まれた時から医師になる宿命を背負っておりましたが、自分の至らなさや現実の厳しさに揉まれ、紆余曲折を経て歯科医師になりました。俗にいう、**医学部落ち**ってやつです。決して理想通りの人生を歩んできたわけではありませんが、周りの人に恵まれ、色んな人に助けられて、なんとかここまでやってこれました。医師として地元に戻るという理想とは違う形となりましたが、地元に戻り歯科医師として**そこそこ楽しく**充実した毎日を送っています。

私の趣味は読書でして、これまで著名な先生方の成功本やノウハウ本を多数読んできました。歯科医院を開業する際には、毎日「〜の成功法」や「一流の〜」などの本を見かけてはＡｍａｚｏｎでポチポチしたものです。その多くの本は、成功に至るノウハウや成功への過程を描いたものがほとんどでした。読めば読むほど、「すごいなー」とか「素晴らしいなー」とか「こんな風になれたらなー」とか、さまざまな感想を抱いたものです。

ただ、そんな本を読むたびに心の中のもう一人の大森が言います。

「みんな立派すぎじゃね？」

そうなんです。

成功されている方々は、皆さん立派なんです。

自分とは違う人種なんじゃないか、違う世界の話なんじゃないか、そんな風に感じてイマイチ頭に入ってこないことも多々ありました。

世の中そんな立派な人ばかりじゃないし、理想通りになるほど現実は甘くない。

でも、ほとんどの人は理想通りにはいかない現実を受け入れて、目の前にある生活をそこそこ楽しんでいるんだろうと思います。

この本では、決して立派とは言えない、**「世間知らずのボンボンが、さまざまな友人や先輩、上司や同僚の力を借りて歯科医師として成長していく物語」**です。その過程で、気づいたこと、考えたこと、決断したことなどを、その時代のことを思い出しながら、なるべく等身大の飾らない言葉で書きました。エッセイのように書きましたので、どの項目から読んでも、わかるように工夫しています。気になるところから、ブログのように軽い気持ちで読んでいただければと思います。

夢を叶えていなくても、理想とは違う仕事に就いたとしても、何もないへんぴな田舎でも、**そこそこ楽しく、そこそこ幸せに**生きられます。

巷にあるような、立派な偉人の成功話とはいきませんが、きっと皆さんにとって身近に感じられる内容があると思います。それが皆さんの人生にとって、何かのヒントになれば嬉しいです。

そしてこの本がきっかけで、**「歯科業界」**や**「田舎の医療」**に目を向けてくれる人が増え、一緒に**田舎の医療業界を盛り上げる仲間**が、一人でも多く増えることを祈っています。

大森翔英

【登場人物】

大森……大森家の4代目長男。褒められるとすぐに調子に乗るが、怒られるとすぐに凹む。寂しがり屋で一人ではいられない性格。

親父……大森家の3代目長男。医師。思っていることを口に出さないが、態度に出るため大体バレる。ワイン好き。

妻……大森の学生時代の彼女で、のち妻。笑顔が美しい女性だが、少し天然で、歯磨きが雑。

母……大森の母。話を大袈裟に盛る習性あり。

妹……大森の妹。車椅子生活を送る我の強い女。手先が器用、兄に厳しい。

同期G君……大森の筑波大学研修医時代の同期。大森とはライバルであり親友。

W理事長……大森の東京時代の上司。裕正会理事長。大森の経営の恩師。

後輩N君……………大森のつくばセントラル病院時代の後輩。

Y先生…………………大森の北茨城時代の上司。筑波大学元教授。大森の口腔外科の恩師。

韓国人Oさん…………大森の大学院時代の先輩。スポーツ医学の研究者。大森の研究の恩師。

T先生…………………大森の地元、里美歯科診療所の院長。

勤務医S先生…………大森歯科の常勤ドクター。

歯科業者のFさん……大森歯科の機材担当。

他　上司、先輩、娘、歯科医長、病院長、内科ドクター、美容師さん　などなど

注：この本は実話を元に書かれたものですが、大森は、昔の話を都合よく記憶している節があり、**話を盛るクセ**があります。あしからず。

【大森翔英の経歴】

1981年　大森、医師家系の4代目長男として誕生。
1994年　里美村立小里小学校、卒業。県都水戸の私立茨城中学校へ進学。
1997年　私立茨城中学校卒業し、私立茨城高校へ進学
2000年　私立茨城高校を卒業し、浪人確定。都内の予備校へ入学。
2001年　受験全滅で、2浪確定。本気モードの2浪目スタート。
2002年　絶望の3浪確定。
2003年　歯学部合格で、進路変更。明海大学歯学部に入学。
2009年　明海大学歯学部卒業。歯科医師免許、取得。
　　　　筑波大学附属病院に臨床研修医で入職。
2010年　筑波大学附属病院、退職。
　　　　医療法人裕正会、品川シーサイドイーストタワー歯科に入職。
2011年　茨城に戻り、つくばセントラル病院に入職。
2012年　大森、結婚。
2013年　異動により、高校以来の県都水戸、水戸済生会総合病院に入職。
　　　　第一子、長女誕生。

２０１４年　異動により、北茨城市民病院に、医長として入職。
同時期に、筑波大学社会人大学院に入学。
２０１５年　第二子、次女誕生。
２０１７年　第三子、三女誕生。
２０１８年　里美歯科診療所に非常勤で入職。
筑波大学大学院、博士課程修了。博士（医学）の学位を取得。
２０１９年　大森歯科・口腔外科開業。ユニット３台、スタッフ５名でスタート。
２０２０年　大森歯科、第一次増築工事。
２０２１年　大森歯科、第二次増築工事。
２０２２年　大森の妻、歯科衛生士免許、取得。
大森の妹、歯科技工士免許、取得。
第四子、四女誕生。
２０２３年　大森歯科、ユニット10台、スタッフ20名にまで成長。
現在に至る。

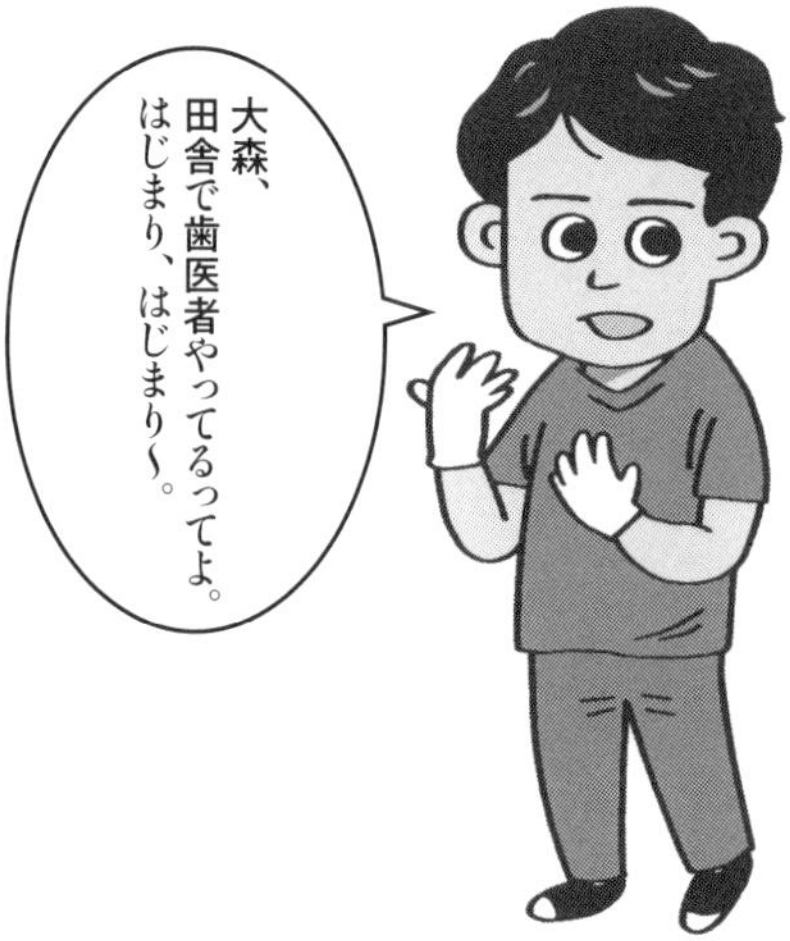
大森、
田舎で歯医者やってるってよ。
はじまり、はじまり〜。

大森、田舎で歯医者やってるってよ。

目次

医学部落ちのボンボンが歯医者になって、

茨城の片田舎で案外楽しくやっている話

II 大森、勤務医になる

2009〜2011年
歯学部を卒業し、研修医、東京の歯科を経験する話。

Ⅲ

大森、茨城に帰る

2011~2018年

東京から茨城にもどり、開業を決意するまでの話。

Ⅳ

大森、開業準備をする …… 153

2018〜2019年
開業を決意し、開業に至るまでの話。

V 大森、田舎で開業する ……… 185

2019~2023年
大森歯科・口腔外科、開業から現在に至るまでの話。

Ⅵ 大森、開業してみて思う事 …… 247

様々な経験を積み、歯科医師として、院長として、地域の医療を支える立場として、今思う事。

I

大森、歯医者になる

1981〜2009年
大森が生まれてから
歯医者になるまでの話。

1 大森、華麗なる一族

1981年10月、大森翔英は、**華麗なる大森家**に誕生した。曽祖父、祖父、父が医師という、代々続く医師の家系の**4代目長男**である。その後、妹、妹、妹と下に3人の妹が生まれた。つまり、私は**4兄妹の一人息子**なのだ。

地元は**茨城県里美村**という、当時人口5千人程度の超田舎。近くの都会と言えば、車で30分程離れた常陸太田市。車で60分離れた場所には、大都会、県都水戸がある。（なお、里美村は平成の大合併により、常陸太田市に吸収されその名を失う）

小学校時代の大森少年は、**里美村で圧倒的な学力を誇る。**当時は、「さすが大森家のご子息！」「里美村の神童！」との噂が立ったとか立たなかったとか。

その後受験を経て、県都水戸の**私立茨城中学校**へ進学。ここは超難関と言われるエリート進学校であり、親父の出身校でもあった。

華麗なる大森家の長男として狙うべき次のターゲットは、超名門の水戸一高だ。親父も祖父も曽祖父も、もちろん水戸一高出身である。その後大学の医学部へと進学し、医師になり、**地元里美村の医療を守ること**が、私に課せられた使命なのだ（と認識していた）。

しかし茨城中学校に入学してみると、まわりは優秀な生徒ばかり。なんとか食らいつこうと、それなりに勉強していたが、成績は学年180人中いつも130位くらい。誰がどう見ても中の下である。いくらエリート進学校だとは言っても、名門水戸一高を目指せるのはせいぜい上位80位くらいだったのに、私の最高位は忘れもしない中2の冬に取った108位だった。つまり、もはや目指すことさえおこがましいくらいの冴えない成績だったのだ。

それでも華麗な大森家の一員として奇跡を信じ、一応受験はしたのだが、当然ながらかすりもせず。そうして神童として名を馳せたはずの大森少年は、華麗なる大森家で初めて**水戸一高に行けなかった男**となった。

2 大森、落ちぶれた高校時代

水戸一高に入りそびれた大森少年は結局**私立茨城高校**へ進学する。しかし、高校に入ってからは勉強へのモチベーションはゼロ。当然成績もどんどん下降していき、高3のときには学年最下位に近い成績であった。

中の下どころか今度は完全なる**「落ちこぼれ」**である。

それでも高3のときの面談では、堂々と**「医学部を受験したいと思います」**などと答えていた。

私の無謀な進路希望に担任は相当頭を悩ませていたようで、当時から仲の良い友人は「大森をどうすればいいと思う?」と自分の面談そっちのけで相談され、2つ下の妹も「お兄さんはいったい何を考えているのか?」と聞かれたそうだ。

ただし、当時の私に、**医者になりたいという強い気持ちがあったわけではない。**その根底を成すモチベーションは、**「大森家の長男だから」**なのである。

それを聞くと、家族のプレッシャーに追い詰められる純朴な少年をイメージするかもしれないが、残念ながらそれとはちょっと違う。

「華麗なる大森家の長男に生まれたのだから、**(学力は関係なく) 自分は医学部に進学できる**のだ!」と謎の勘違いをしていたのだ! 親父の出身である岩手医科大学は私を(学力に関係なく)入れてくれると本気で思っていた。

だから現役のとき、受験したのは**岩手医科大学1校のみ。**

しかし、当たり前だが、(学力に関係なく)入れてくれるはずはない。高い受験料を払って受験して、ただ、**「不合格」**という結果を受け取っただけである。なお、岩手医科大学の話は今後もちょいちょい出てくるが、期待させてもなんなので、結局一度も合格できてないことは先に言っておこう。↑威張ってどうする。

「高校3年間まったく努力しなかった奴が受かるような甘い世界ではない。浪人してしっかり勉強しろ!」という親父の叱責を受け、晴れて私は、**華麗なる大森家史上初の浪人生**となった。

3 大森、充実の浪人生活1年目

初の浪人生活は（あえて「初」と書いている時点で今後の展開を察していただきたい）、寮に入り**東京にある予備校でスタート**したのだが、次は必ず合格しなければというプレッシャーなど抱くことなく、初めて経験する超大都会、首都東京の生活を楽しみにしている始末であった。

予備校なので、当然ながら周りはみんな浪人生。劣等感など抱く必要もないし、医者の息子で医学部を目指しているという自分と同じ境遇の人も結構いた。仲間がたくさんいるという安心感で、浪人生であるにもかかわらず、幸か不幸か（結果を見ると不幸かも？）悲壮感とは無縁の生活を送ることになる。

そもそも住んでいた寮自体、とても予備校の寮とは思えないほど、**エンターテインメントが充実した環境**だった。特に私の住んでいたA棟4階には、漫画がたくさんある漫画喫茶401、テレビゲームがあるゲーセン402、いろんなお酒があるバー403、常にこたつと麻雀がある雀荘405など、たくさんの楽しい部屋があった。真面目な寮生が夜しっかり勉強している中、私は監視の目をかいくぐってそれらの部屋に忍びこみ、悪友たちと朝まで遊んでいたりもしていた。その実態を親が知ったら勘当されてもおかしくなかったと思う。すみませんでした。

まあ、それでも予備校にはちゃんと通い、そこそこ勉強もしていたが、なにせあまり危機感というものがないせいで、成績はたいして上がらず、**模試の結果もE判定ばかり。**E判定とは合格確率20％以下で、「立ち止まって受験計画や勉強法を練り直せ、なんなら受験すること自体を考え直せ」的なレベルである。

結果、1浪目は岩手医大も含め全部で**10校以上受験したがどこも受からず**。さすがE判定を積み上げた男である。

かくして大森少年（もはや青年？）は、**華麗なる大森家未曽有の2浪目**に突入することになったのだ。

4 大森、ストイックな浪人生活2年目

予備校の寮は1年しかいられないため強制退去させられ、さらに、1浪時代に仲良くなった友達は大半が大学へ進学し、2浪が決まった友達もそのほとんどが地元へ帰ってしまった。

私はというと、地元へは戻らず、ワンルーム4・5畳、ユニットバス、キッチンなしの狭い学生専用アパートに住むことにした。2浪目ともなるとさすがの私にも危機感は芽生えてくる。「絶対に今年は合格する！」と心を入れ替え、この1年は友達など作らず、**黙々と勉強する孤独でストイックな男**になろうと決心した。

ただ、学生専用アパートというだけあって住民のほとんどは大学生。壁は薄く、隣の部屋からは楽しそうな飲み会の声が毎日のように聞こえてきた。浪人生にとっては、劣悪とも言える環境だ（エンタメ寮を散々満喫したヤツがいうセリフではないが）。

そうなると自宅では勉強に集中するのは難しいので、自習室が開く朝7時には予備校に行くことにした。

いわゆる「カリスマ講師」の最高にわかりやすい講義を選択して受講し、その後も自習室が閉まる夜10時まで勉強するという**1日のほとんどを予備校で過ごす生活**を始めたのだ。

最初の頃は面白いように成績が伸びた。何より、カリスマ講師の先生たちのおかげで、勉強することが楽しく感じられ、また勉強することがかっこよく思えるようになったのだ。不真面目な後輩1浪生をみると、「何しに予備校に来てるんだよ。だせぇな」とまるで昨年までの自分の記憶を失ったかのように、心の中で先輩浪人面してマウントを取ったりもしていた。

ところが、そんな大森の前に再び暗雲が垂れ込める。ある日を境に**成績がまったく上がらなくなったのだ**。「超マジメガリ勉生活」を継続しているにもかかわらず、模試を受けても受けても、成績が変わらない。いつも同じような偏差値。このままの成績だと医学部には入れない。結果が出なくなってくると、一人でストイックに勉強することに**猛烈な孤独感**を覚え始めた。そして、どんどんドツボにハマっていき、**ネガティブな考え**が頭の中でぐるぐる巡るようになってしまった。

なぜ成績が上がらないのだ?

教え方が悪いのか?

いや、**日本で一番わかりやすい講義**を聞いてるはずだ。

環境が悪い?

いやいや、**こんなに恵まれた環境の浪人生はいない**だろ。

頭がそもそも悪い？

いやいやいや、少なくとも**良い遺伝子を引き継いでる**はずだ。

……じゃあ、**結果を出せないおれはいったい何なんだ？**


改めて今の**自分の置かれた状況**を考えた。

今の自分は、親の金で都会に住んで、親の金で飯食って、親の金で予備校行って。

また来年も同じことを繰り返すつもりか？

また同じ講義を親の金で受けて、ただただ時間を浪費して、無駄に歳を取る生活を続けるつもりか？

仕事もしない、社会に何も貢献しない、ただ金を浪費して、ただ酸素を吸って二酸化炭素を吐き出すだけ。

これじゃあ生きてる意味がない。むしろ**社会にとって有害な存在**でしかない。

そんなつもりは毛頭ないけど、もし今自分が死んだとしても、誰も困らないだろうな。親は悲しむかもしれないけど、金食い虫はいなくなるから経済的には助かるかな。

いつも親のせい、学校のせい、友達のせい、誰かのせいにしてきたけど、全部、**自分のせい**なんだよな……。

結果が伴わない生活が続くうちに、気がつけばいつも**自己否定を繰り返す**ようになっていた。

いやあ、1浪目からの落差がエグい！

ただ、そうなってしまった理由は今ならわかる。仲間を作らないやり方なんて、**根っからの寂しがり屋**の私には向かなかったのだ。あの頃の自分を思い出すと、**「仲間と一緒に働ける」**ことが、いかにありがたいことか、身をもって感じる。そう考えると、あれは必要な経験だったんだと思う。

結局成績は上がらないまま。結局2浪目も10校以上受けた医学部は、**すべて不合格**になった。

そして20歳になった大森青年は、自分は選ばれし人間などではなく、**何者でもないただの金食い虫のボンボン**であることに気づいた。

遅っ！

5 大森、3浪目でまさかの進路変更

2002年4月、大森家前代未聞の3浪目スタート！

3浪。**サンロー**である。

1浪、2浪は知り合いでもたまに聞くことはあったが、さすがに3浪は聞いたことがない。3浪以上している身近な人で思いつくのは、キテレツ大百科の勉三さんくらいである（ちなみに勉三さんは6浪）。まさ

か**自分がそんな3浪になるとは思わなかった。**

3浪目にもなると、浪人生活に変な慣れが生じてくる。楽しかった予備校の講義は同じことの繰り返しだし、相変わらず朝から自習室に行く生活は続けていたが、2浪目ほどのモチベーションは維持できない。結果、恐ろしいことに**成績は2浪目の時より低下**してしまった。「学び」においては**ファーストインプレッション**が最も大事で、受験でも多浪が不利になる大きな理由は**勉強のマンネリ化**であると言われているが、その傾向にまんまとハマってしまったというわけだ。

そして冬が近づくにつれ、今回も医学部は無理そうだとなんとなく雰囲気でわかるようになり（さすが3浪目）、**このまま4浪5浪6浪と、ズルズル浪人を繰り返すかもしれない**、リアル勉三さんになってしまうかもしれないと、不安が頭をよぎるようになっていた。

そして、ある時ふと考えたのだ。

「これまで医学部以外考えてこなかったけど、**もしも医者になれなかった場合、自分は何になりたいのか?**」

そこで浮かんだのが**歯医者**だった。

医学部は無理でも歯学部なら……という理由ももちろんあるが、改めて振り返ってみると、**歯科医院は自分にとって一番身近な医療機関**だったからだ。

子どもの頃から体は丈夫でそもそもたいした病気はしたことがなかった上、親が医者なので、私は患者として病院に行った経験がほとんどなかった。でも、むし歯はたくさんあったので**歯医者にだけは過去に何度も通っていた。**

さらには浪人中、ろくに歯磨きをしていなかったせいで**むし歯が歯の神経まで達する歯髄炎を経験**した。あまりの激痛で、20歳の男が夜な夜な泣いてしまうほど辛かったのに、歯医者に行って治療してもらうとすうーっと痛みが取れていった。あの時の感動も強く印象に残っていたのだ。

医療系の職種だから医者から大きく外れてはいないし、そういえば昔から**細かい作業をすることは好き**だったし、**患者側の気持ちもよくわかるし**、意外と自分に向いているんじゃね？

また、それとは別に教員にも魅力を感じていた。人に何かを教えるのは好きだったし、今の自分なら勉強ができない人の気持ちも理解できるという自負もあった。予備校の先生に**勉強の面白さを教えてもらった**経験も大きかったのだと思う。

もちろん歯科医師と教員はあくまでも妥協案ではあったが、3浪目にして初めて私は、**医学部以外の学部も受験してみることにした。**

で、結果。

医学部はやはり、**全滅**（泣！）。

でも埼玉県にキャンパスのある**明海大学歯学部には合格**できた。

これまで30回以上、「不合格」を言い渡されていた私は完全に自信を喪失していて、もう一生、どこにも受からないいんじゃないかとさえ思っていた。だから歯学部の合格通知を見たときは、**震えるほどうれしかった**のは間違いない。

ここで私は大きな**岐路**に立たされた。

医学部を目指して4浪するか、それとも不本意だが**歯学部に進学するか**。

浪人生活を振り返る。何のために3年間も浪人したのだ。始めから歯学部を目指していれば、ここまで浪人する必要はなかったのではないか。こんなに時間と労力をかけたのだから、結果が出るまで続けるべきではないのか。**諦めてもいいのか、大森。**

『コンコルド効果』

事業を続けても利益が見込めないにもかかわらず、それまでの大きな投資が無駄になることを惜しんで事業を止められない状態。埋没費用効果とも言う。

大森の出した結論は、**「医学部を目指して4浪する」**だった。

恐るべし、コンコルド効果。

そんな私の決心に親父は賛成してくれたが、まさかの（いや、当然なのか？）母が大反対。母は歯学部に合格したことを心から祝福してくれ、先の見えない浪人生活を続けるより、**新たな目標に向かうべき**だと言ってくれた。**母は、半ば強引に私をコンコルドから引きずり下ろした**のだ。

今となってはこの時、母の言葉に従っておいて本当に良かったと思っている。

6 大森、不本意ながらも歯学部へGO

母の気持ちに押し切られる形で、私はついに医学部を諦め、**明海大学歯学部**へ進学することになった。

3浪を経ての入学なので現役の同級生は3歳年下である。あまり年齢にこだわるほうではなかったが、本来目指していた学部ではないことや2浪目からは友人を作らない孤高の生活を続けてきたことなども相まって、最初は**あまり積極的に友人を作ろうとはしなかった。**

大学1年のときは専門科目はほとんどなく、英語や生物、化学などの教養科目が中心だった。その辺の科目なら、3年という人より長い浪人時代にみっちり勉強してきた貯金がある。だから私の成績は学年でもかなり上の方になった。

すると教員や周りの同級生たちは、**「見かけによらず、出来の良い学生」**として私を見てくれるようになった。というのも当時の私は、キャップを被りダボダボの服を着たお世辞にも優等生には見えない風貌をしていたのだ。ダサっ！

自分は出来が悪い人間だと思い込んでいた私は、周りから寄せられる高評価に初めはかなり戸惑ったが、だんだん**「あの頃」の感覚**が蘇ってきた。「あの頃」とはもちろん、**里美村で神童**と呼ばれていた遥か昔の小学生時代のことだ。その頃は何もわかっていなかったが、周りからそのような目で見られれば見られるほど**私は頑張ることができる人間**だった。また、そうやって**周囲の期待に応えられる自分が好きだった**のだと思う。だからあの頃は、**性格も明るく、友達もたくさんいた。**

その後、中学、高校、浪人と、どんどん落ちぶれていくにつれ、誰からの期待も感じなくなった。そしていつしか私は1人孤独に頑張るスタイルの人間になっていった。でも、それは本来の自分の性格には合わないことも薄々わかっていた。なぜなら本来の私は自分自身のためというより、**誰かの期待に応えるために頑張ることに意欲を燃やすタイプ**の人間だからだ。

もっと言えば、**「誰かに頼られること」「他人のため、社会のために貢献すること」**が私の喜びで、自分にとっての本当の地獄とは**「誰からも必要とされないこと」**なのだ。ある意味、「承認欲求の奴隷」である。

もう二度と、2浪目以降の浪人時代のような**孤独感に苛まれるような生活には戻りたくない。**大学では、本来の自分を取り戻したい！　だから私は心に決めた。

「これからはしっかり勉強して、**周囲から頼ってもらえるような存在**になろう！」

7 大森、歯科医師になる決心をする

歯学部在学中は**とにかく頑張って勉強した。**

驚くことに、テスト前に私のノートがコピーされて出回ったり、同級生たちから質問されたりするようになった。劣等感の塊だった頃なら、都合よく利用されてるような気になってイライラしていたかもしれないが、その頃はとにかく**頼ってもらえるのが嬉しかった。**

だから講義中のノートも、みんなが後からコピーを見てもいいようにわかりやすくまとめたものを別に作ったり、難しい内容をわかりやすく伝えるにはどうしたらいいか教え方を考えたりするようになった。

正直なことを言うと、歯学部で学び始めたあとも、心のどこかでは医学部コンプレックスをずっと引きずっていた部分もあったと思う。けれどもいつしか、**自分を頼ってくれる仲間がたくさんいるこの大学が大好きになった。**そして、医学の世界からは門前払いされたけれど、もしかしたら**歯学という業界には自分を必要としてくれる人がたくさんいるかもしれない**、必要とされることで

自分も大きな幸せを感じられるようになるかもしれない。そんなふうにも思い始めた。

そして歯学部の3年生になる頃には、これからの人生を**歯科医師として生きていく**ことへの迷いはなくなっていた。

8 大森、どんな歯科医師になるか考える

歯科医師として生きていくと決めた私は、次に**どんな歯科医師になれば良いか**を考えるようになった。

医者とは違う立場ではあっても、**大森家の4代目として地元に関わることはできないか？** 関われるのであればどんな知識、どんな技術、どんな経験が必要か。

実は親父に相談した際、医療法人は医師のみならず歯科医師でも経営することができるので、制度上は私が跡を継ぐことも可能だと言われていた。つまり、**理事長として大森医院を継ぐことは可能**なのだ。

ただ、もしも本当に地元に戻って医療法人を仕切ることになれば、他の医師を雇わなければいけなくなるかもしれない。歯科医師が医師を雇用するなんて話は聞いたことがないし、やはり、歯科医師である私が法人を仕切ることは、そもそも無理のある話のようにも思えてきた。

それでも親父は大丈夫だという。

そして、「そもそも何より一番難しく大変なのは、**人の上に立って組織を束ねること**であって、医者だからそれがやれるというわけではなく、それがやれている人がたまたま医者をやっているというだけ」と

いうこと、また、「**組織はトップの器以上に大きくなれない**し、人の上に立つには、医者であるか、歯医者であるかという以前に、それ相応の**覚悟と人間性が必要**である」ことを教えてくれた。

確かに考えてみれば、医療法人を継ぐ継がないの問題以前に、歯科医師だって医師と同様、必ず**スタッフの上に立つ職業**である。つまり、歯科医院を開業するとなれば、それは**組織のトップに立つ**ということでもあるのだ。

ところが私には何かのトップをやるという経験がほとんどなかった。唯一やったのは、小学校時代の学級委員長だけである。部活の部長もバイトのリーダーも、とにかくトップのポジションについた経験はない。No.2的なこと（腰巾着的なこと）は日頃からよくやっていたが、一番上に立つようなタイプではない。どちらかといえばスネ夫キャラで、クラスのリーダー格の懐に入って可愛がってもらうほうが得意だったからだ。

今の自分に足りてないのが「**組織を束ねる経験**」だとして、それはどうやったら手に入るのだろうか……。

大森家の4代目としての小さなプライドも抱えながら、そんなことをいつも悶々と考えていた。

そして最終学年の大学6年生が近づくころ、私にとって絶好のチャンスが訪れたのだ。

9 大森、組織のトップになる

例年、大学5年も終わりに近づくと、**卒業準備委員会（通称、分会）**というものが発足する。卒業アルバム作成（二分会）や、謝恩会実施（三分会）など楽しげな委員会もあるが、なんといっても花形は**試験対策委員会（一分会）**だ。

一分会は、主に卒業試験や国家試験に関する情報収集や成績が思わしくない学生へのフォロー、補講のお願いといった学生と教員との橋渡し的な役割を果たし、学年みんなが無事に歯科医師になれるよう支援する。つまり、花形であるぶん、かなり**責任重大な仕事**なのだ。

ところが不思議なことに6年生になる新年度がもう間近に迫っているというのに、私たちの学年では試験対策委員会どころか、卒業準備委員会自体が発足する気配がない。疑問に思って詳しい友人にどうなっているのか聞いてみると、うちの学年は**準備委員会はなしでいいだろう**という雰囲気になっているというのだ。

はあ――――!?

このままだと、卒アルも謝恩会もない学年になってしまうぞ！

何より試験対策委員会もなしなんてあり得なくないか!?

危機感を持った私は、意を決して大勝負に出た。**学年全員の前で、スピーチを決行した**のである。「準備委員会を発足しなくて本当にいいのか? 卒アルや謝恩会がない学年で本当にいいのか?」と呼びかけ、みんなの意見を聞きたいと話したのだ。**あんなに緊張したのは後にも先にもなかった**と思う。

その後学年全員にアンケート用紙を配り、準備委員会が必要かどうか、必要な場合、誰が会長をやるべきか意見を募った結果、準備委員会は必要だと答えた学生が大半であった。

そして、**私は一分会の会長に選ばれた。**あんなスピーチをしたのだから、何かしらの役職に就くことにはなるだろうなとは思っていたが、まさかの一分会会長である。これまでトップの経験など皆無に等しい私が、**もっとも責任の重い一分会の会長に指名されてしまった**のだ。

そうして私の学生生活最後の1年の始まりは、同時に、**一分会会長としての大きな試練の幕開け**ともなった。

10 大森、歯学部の厳しい現実を語る

医学部や歯学部の教育カリキュラムは、いわゆる**「単位制」**ではなく**「学年制」**である。単位制の大学では、1科目落としたとしても次の学年に持ち越すことができるが、学年制の大学ではそうはいかず、**専門科目は1科目でも落とせば留年が確定**してしまう。全ての試験に合格することが求められるため、かなり厳しいカリキュラムとなる。今でも、学生時代のテスト前に勉強してなかった夢を見て飛び起きるこ

とがあるくらい、一種のトラウマになるレベルである。

特に私立の歯学部はどこも**進級、卒業がとても厳しく**、私の大学も例外ではなかった。1年生から6年生まで進級する際にも毎年何人か留年し、6年まで上がる時には学年のおよそ1/3が入れ替わっているのも珍しくない。私も仲の良かった友人が何人も留年してしまう経験をし、とても悔しい思いをした。

苦労して6年生まで上がったとしても、年間通して十数回の卒業試験を受け、合格点を取らないとその時点で留年となる。学年の1/3くらいがそこで落とされてしまうので、結果6年間ストレートで卒業できるのは、**全体の約半分**ほどになっていた。

晴れて卒業試験を突破すると国家試験の受験資格が与えられる。つまり、卒業試験をクリアしても、まだ最後の難関、国家試験が残っているのだ。歯学部を卒業しても、国家試験に受からなければ単に**「人より歯に詳しい人」**になるだけだ。それなのに、その国家試験も**合格率60〜70%**という厳しいものである。そんな「厳しさの連鎖」の結果、私の大学では、6年のストレートで歯科医師になれる人数はひどい時で**全体のたった3〜4割**でしかないこともあった。

確かに留年しても仕方がないような不真面目な人も多少はいたが、ほとんどの学生はちゃんと真面目に勉強していたし、歯科医師になる夢を追って努力していた人ばかりだった。学生の質が悪いというのも大きな誤解で、浪人の頃の私に比べれば、天と地との差があるほど**優秀な若者ばかりだった**と思う。

巷には、歯学部生の質や大学のレベルが低いせいだとか、そもそも歯医者は数が多すぎるのだからそれくらい厳しくて当たり前だと言う声も流れていた。でも**それは偏見だと思う。**国は、歯医者が足りないと言って数を増やしたかと思えば、いざ多くなると国家試験という出口で絞る。いくら歯科医師が過剰でも、**国家試験で歯科医師数を絞るやり方**は、大学での留年という歪みを生む。**本当にやめてほしい。「歯医者は敗者」「歯医者はオワコン」**など、真面目に頑張る若者のモチベーションを下げる話題が席巻し、そんな状況では歯科業界に不平不満が溜まるのは当たり前だと思う。歯科医師数を減らすため、**なぜ学生がこんな気持ちにならなくてはならないのか、なぜ自信を持って歯科医師になる夢を語れないのか、**いつもイライラしていた。

私は、歯科医師の人数が多いことは、プラスに考えるべきだと思う。人員が多いから減らそうではなく、**人員が多いからこそ歯科にできる貢献**を考えるべきだと思う。歯科の役割についての私の考えは第Ⅵ章の「大森、歯科の役割を考える」で後述する。

11 大森、複雑な合格

図らずも一分会会長に就任した私はとても気合いが入っていた。

小学校の学級委員長以来のリーダーで、しかも一分会メンバーは総勢18人の大所帯。自分にもっとも欠けていた**リーダーシップ**、親父がもっとも難しいと言っていた**組織を束ねる力**を身につけるのにこれ以上のチャンスはない。

何より、浪人時代の**廃れた気持ちから私を救ってくれた歯科業界**、そして**明海大学歯学部**に、何か**恩返し**をしたい。だからこそ一分会会長として、「みんなが合格するためにできることはなんでもやろう！」と決心していた。歯科分野には全部で20の科目があり、私と副会長は2科目、他のメンバーは1科目ずつ担当科目を決めた。それぞれのメンバーが担当科目を分析し、学年のみんなに情報を流したり、教え合ったりしようという作戦だ。それぞれがみんなのためになる情報を流せば、みんなの成績も上がり、全員が合格する！

私は本気でそう信じていた。

初めのうちは、一分会のメンバーたちもそれぞれ担当科目の勉強を率先して行い、教員の先生に補講をお願いしたり、仲良しグループで一緒に勉強したりと、とても良い感じだったように思う。しかし、卒業試験が進むにつれて、そうも言ってられない状況になってきた。同級生の中に、留年確定の人たちが1人、また1人と増えてきたのだ。気がつけば**学年全体に留年への恐怖感が漂い始めていた。**一分会メンバーも例外ではなく、「同じ学生という立場なのになんで自分の勉強を後回しにして、出来の悪い奴の面倒を見なきゃいけないのか」という苦情が出るようになった。実際自己犠牲の精神で率先して勉強を教えていたせいで、自分の成績がどんどん下がり始めているメンバーもいた。

自分は果たして卒業できるのか？

このままでは**自分も卒業試験や国家試験に落ちてしまうのではないか？**

一分会のメンバーたちは皆、そのような不安な気持ちを抱えていた。

ところが、そんな彼らの気持ちを私は一切理解しようとしなかった。

それどころか、

「同級生すら救おうと思えない奴が、赤の他人の患者を救う歯科医師になれるもんか！」

と声を荒らげることさえあったのだ。

「一分会のメンバーである以上、**自分の成績より今にも留年しそうな友達の成績を気にしてほしい**」

それが私の本音だった。しかし、そんな私にはもはや誰もついてこない。学年の後半はみんなそれぞれ「自分が」留年しないために勉強をするようになり、それに対して私が意見することも無くなった。一分会という組織は**事実上空中分解した。**

それでも私には、どうしても合格させたい同級生がいた。歯医者の息子に生まれたが、まったく歯医者になりたいと思えないまま、6年生になった奴だ。私は彼が好きだったし、彼には歯医者を目指す楽しさを知ってもらいたかった。今思えば勝手な話だが、その時は彼を合格させることが私の一分会長としての残された仕事だと思っていた。そこで彼のほかにも卒業試験の成績がかなり厳しいメンバーを集めて、私は毎日勉強会を開くことにしたのだ。ところが教えても教えても、全然成績は上がらない。結局、彼を含め勉強会の参加者のほとんどは、11月時点で早々に留年が決まった。**現実というのは私が思っていたより遥かに厳しかった**のである。

結局、私の代の学年約140人のうち、無事、歯科医師になれたのはわずか59名。残りは、留年したか国家試験で落ちたかで、**明海大学史上最低に近い合格率**だった。私自身は、国家試験に合格し、無事に歯科医師になれた59名のうちの一人だった。それ自体はもちろん嬉しかったが、まがりなりにも一分会会長をやっていた身としては、両手をあげて喜ぶことはできない。だから、とても**複雑な心境**だった。

そして私は、**「過去に例を見ないほど低い合格率を叩き出した代の一分会会長」**といういわくつきで、明海大学を卒業し、**歯科医師としての人生をスタート**することになったのである。

12 大森、歯磨き指導をする

自慢じゃないが、私にはたくさんの**むし歯**がある。子どもの頃むし歯になり、私の乳歯の奥歯にはたくさんの銀歯がつまっていた。中学、高校、着々と永久歯にもむし歯を作り、友人の母が歯医者だったため、遊びに行くついでに治療をしてもらっていた。おかげで**私の奥歯は銀歯だらけ**になった。「歯を磨く暇があるなら勉強しろ」的な謎のストイック生活を送っていた浪人時代には**歯髄炎**になり、夜な夜な痛みで枕を濡らした。神経を抜かれ、銀歯の被せ物になる経験もした。

歯学部に入ってからもむし歯になって、近所の歯医者に行った。そして、「君は歯学部の学生さんかい？　歯学部の学生さんがむし歯じゃさすがにまずいだろう。なぜ君は歯医者になりたいのだ。君の部活は何部だ。私はOBの〇〇君のことをよく知っている。なんなら君がここに来たことを伝えることもできるんだぞ。なぜむし歯になんかなるんだ。**意識が低い。しっかりしなさい！**」などと、名前も知らない、おそらく同じ大学出身の先生に説教をされたりもした。

とにかく、**「我が人生、むし歯と共にあり」**なのだ。
しかし、専門科目を習ってから今まで、**新たなむし歯はできていない！**
すごいでしょ!?　がんばったでしょ!?
またまた、承認欲求の奴隷、大森です。そんなに褒められたいのか、こいつは。
多分、歯学部に行っていなかったら、私は**今頃入れ歯だ。**
でも、**ちゃんとケアすれば、むし歯にはならない。それは私のお口が証明する。**

実は私の妻は、生まれてこの方、むし歯を経験したことがない。**歯並びも綺麗**で、**笑顔がとても美しい**。

しかし、この女。付き合い始めた学生の頃から、歯磨きがまー適当だった。

チャチャチャ、ペッ。

え、もうお終い？

いやいや、ダメだよ。歯と歯の間に汚れが残りやすいから糸ようじしなきゃ。病原菌は酸素があるところでは生きていけないらしいよ。偏性嫌気性菌。ヘンセーケンキセーキン!! **フロスや糸ようじ**で、**歯茎の中まで空気を通す**とばい菌は減るよ。空気に触れると、ばい菌は生きていけないんだよ。糸ようじ、やり方わからないなら、やり方教えるよ？

「え、その糸ようじ、**ミント味**じゃない？　私、ミント嫌いなんだけど。だってスースースーするじゃん」

歯磨き粉は、最近では**フッ素**入りのが主流だから、それを使うと良いよ！　あんまりゆすぎすぎるとフッ素成分が流れちゃうから、軽くでいいらしいよ。なんなら**ゆすがなくても良い**んだって！　アメリカ人とかほとんどゆすがないって授業で習ったよ！　このフッ素入り歯磨き粉、使ってごらん？

「これ、**ミント味**じゃん」

どうやら、**キシリトール**のガムがいいらしいよ！

「だから、**ミント嫌い**だって言ってんじゃん」

先人たちが、どうすれば気持ちよく歯磨きできるか、むし歯にならないか、数々の試行錯誤を繰り返し、心血注いでやっとの思いで辿り着いた**ミント味**も彼女にかかるとかたなしである。

ミントが嫌いな奴は、むし歯になってしまえ‼

おれ様を誰だと思ってるんだ！

歯医者の卵だぞ！

その歯医者様の卵様が、ご自身様のむし歯様の辛い経験を経て、専門知識を得た上で君に伝えようとしているんだぞ‼

……それでも彼女は私の言うことを一切聞いてくれず、その後もずっと、チャチャチャチャ、ペッで済ませていた。

歯磨き指導はとても難しい。

そして、今日も、**彼女の笑顔は美しい。**

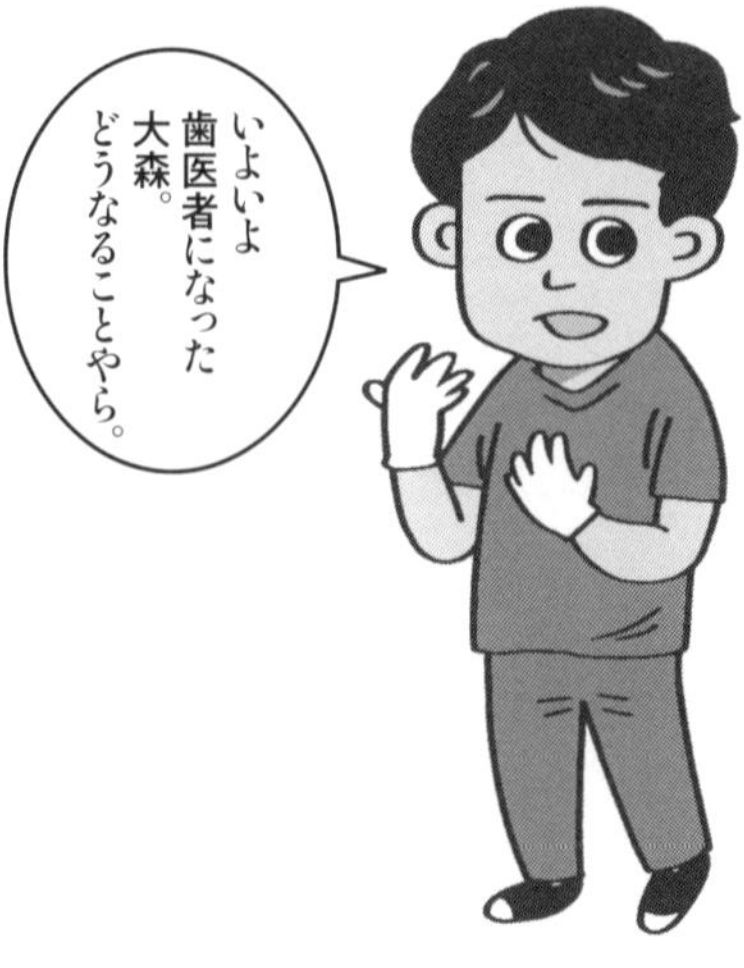
いよいよ
歯医者になった
大森。
どうなることやら。

Ⅱ

大森、勤務医になる

2009〜2011年
歯学部を卒業し、研修医、
東京の歯科を経験する話。

1 大森、研修医になる

何はともあれ、大学を卒業し、無事歯科医師になれた大森は、いよいよ**研修医生活**を始めることになった。

歯科医師は臨床研修制度により、**卒後1年間の研修が義務付けられている。**ほとんどの学生は母校にそのまま残るが、私は違う環境で経験を積みたいと思い、地元茨城で唯一の研修機関である**筑波大学**を選んだのだ。

筑波大学での研修は**医学部附属病院**の中に設置された**歯科口腔外科**で行われるため、歯科医師である私も医師と一緒にプログラムを受けることができた。歯科医師の場合、医師と一緒に働ける機会はほとんどないのが普通だが、私は将来医師と共に働く可能性も考え医学部附属病院での研修を希望したのだ。

研修医として過ごす毎日は、とても楽しくて刺激的だった。

一般の歯科治療はもちろん、親知らずなどの外科処置、持病を持つ他科からの紹介患者の治療など特殊な経験も数多く積ませてもらった。

また、医学部附属の歯科口腔外科は、院内ではいち診療科の医師として扱われるため、**医科全体の中の歯科の立ち位置**を知ることができる。歯科や口腔外科が**想像以上にマイナーな科**であることや、医者には意外なくらい**歯科についての知識がない**こと、さらには**医者の常識と歯科医師の常識はまるで違う**ことも、身をもって感じられた。

医療という大きな括りの中での**歯科の役割やその特殊性**を学べたのは良い勉強になったと思う。

しかも当時の筑波大学附属病院は、歯科の医局員の数がとても少なく、1年目でも患者さんがバンバン割り当てられた。親知らずの抜歯一つとっても、他の研修先に行った大学時代の同級生たちは数えるほどだと嘆いていたが、私は100例以上も経験することができた。それ以外にもさまざまな仕事を任せてもらった。研修医であっても**一人前のドクターとして扱ってくれた**ことはとても嬉しく、大きなやりがいを感じた。

指導してくれた上司のさまざまな言葉は今でも良く覚えている。

「君たちは**ライセンスをもつ歯科医師**で、**貴重な戦力**だ。歯科医師として、プロ意識を持ちなさい。ここでは手取り足取り教えることはできない。もし困ったときは質問してくれていい。でも、**まずは自分で調べて、自分なりの考えを持ち、自分なりの意見を持ちなさい。**意見を持たない人からの質問には答えられない」

「君たちはまだ1年目で、知識も技術も経験もない。しかしつい最近まで患者側だった君たちは、**誰よりも患者の気持ちに寄り添える**はずだ。患者の話を聞くことはできる。とにかく、**患者と良く話をしなさい**」

今でもずっと心に残っている言葉だ。

また、先輩からはこんな言葉をかけてもらったこともある。

「仕事が早く終わっても、**先輩を待つ必要はない。**いつ呼ばれてもいいように、**帰れるときは帰れ。休めるときに休め。食えるときに飯を食え**」

夜中の呼び出しや休日出勤が当たり前の環境だったため、きっと後輩である私たちを気遣ってくれたのだろう。いつしか**自分もこのような言葉を後輩にかけることができる先輩ドクターになりたい**と心から思ったものだ。

2 大森、全ては患者さんのために

研修医時代に任された仕事の中には、**入院中の患者管理**というものもあった。歯科で入院なんてあまりイメージにないと思うが、実は歯科口腔外科に入院する患者さんは少なくない。深い位置に埋まった親知らずの抜歯や嚢胞と呼ばれる膿の袋の病気、口唇口蓋裂などの先天性疾患、顎の骨折などの外傷、顎や歯肉、舌、唇などにできた腫瘍やがんなど、実に様々なケースがある。そのほとんどが全身麻酔での手術を要するため、入院患者さんのほとんどは手術後の管理が必要になる。**口腔外科は、その名の通り、口腔の外科なのである。**

病棟管理は、一人の患者さんに「主治医」「副主治医」「受持医」の3人のドクターで対応する。主治医は講師などの大学教官の先生、副主治医は中堅の5年目以上の先生、受持医は若手の歯科医師や研修医が担当することが一般的であった。受持医の仕事は、毎朝回診前に患者さんの顔を見に行き、採血をし、夜勤の看護師さんが書いてくれた看護記録を読み、採血データが上がってくると印刷し、主治医、副主治医の先生にデータを渡し指示を受け、当日の注射や投薬の指示を日勤の看護師さんに伝える。言うなれば、**治療計**

画を立てる主治医、副主治医と直接投薬や注射をする病棟看護師、そして患者さんの間を橋渡しする役目である。

まあ平たく言えば、**患者さんのお世話係**なのだが、研修医の身では上からの指示がないと患者さんに直接手出しはできない。また、口腔外科では対応できない場合は**他科の先生に指示を仰ぐ**必要がある。例えば、おしっこの出が悪くなったら腎臓内科の先生に連絡し、血便が出たら消化器内科の先生に連絡し、湿疹が出たら皮膚科の先生に連絡する。何もできない自分は本当に申し訳ない気持ちでいっぱいで、連絡するときはいつも、恐縮しっぱなしであった。でも来てくれた他科の先生たちは夜中でも日曜でも、いつでも駆けつけて嫌な顔一つせず、私の受持ちの患者さんたちの診察をして下さった。夜中に呼び出した1年目のペーペードクターに対しても、ベテランの他科の先生は、「問題なさそうです。大したことにならなくて良かったですね」などと敬語で報告してくださった。

医療の世界では、1年目とかベテランだとかは関係なく、**一番近くで診て、一番患者を理解している「受持医」の意見が重要視されるべきである**、という文化がある。もちろんそれは**「全ては患者のため」**という考えに基づく文化だが、年齢や経験に関係なく、**お互いの仕事に対するリスペクト**の上に成り立つ大人な考え方でもあると思う。

ペーペードクターだった私にはこれが**たまらなくかっこよく感じた。**

ある日の夜中、いつものように対応して下さった他科の先生から言われてハッとしたことがある。

「歯科はいいよなぁ。歯科の患者さんって、**治る人が多いじゃん。**おれらの患者さんは、頑張って治療しても、結局死んじゃう人も結構多くてさ。**本当に羨ましいよ**」

お医者さんを心から尊敬していた大森からすると、まさかそのお医者さんから羨ましがられるとは思いもしなかった。**歯科は患者さんが治ることが当たり前に感じられる、珍しい診療科**なのかもしれない。歯科のことをそんな風に思う医者がいるなんて、驚きだった。

医師、歯科医師は、昨日までただの学生だった人が、**ライセンスを持ったその日からドクターとして扱われる。**患者さんにしてみたら、ドクターが何年目かなんて関係ない。受持医が研修医かどうかなんて多分知らないと思う。受持医は、何の経験もないし、何の技術もないかもしれないけど、**目の前の患者さんのために何ができるかを一番近くで考えることができる。**今でも、受持医だったあの頃の、**患者さんを思う気持ち**を忘れないよう心がけている。

3 大森、仕事のマナーを学ぶ

研修医時代のある日のこと。

先輩の仕事が忙しそうに見えたので、先輩の作るはずだったマウスピースを私が代わって作ったことがある。特に頼まれたわけではないが、私としては**気を利かせたつもりだったのだ。**

次の日その先輩と会ったとき、その手には私が作ったマウスピースがあった。

「気が利くなぁ、さすが大森！って褒めてもらえるのかな？」などと思っていると、先輩は静かにこう尋ねてきた。

「大森、おれ、お前にこれやれって頼んだっけ？」

「いえ、頼まれてませんが（先輩が助かると思って作りました！　偉いでしょ！　気が利く後輩でしょ!?）」

注（　）内は大森心の声

すると、先輩は怒るわけでもなく、淡々とこう言ったのだ。

「**人の仕事を勝手に奪うことは、相手に対してものすごく失礼な行為**だ。**相手の仕事に対するプライドを傷つけることになる**かもしれない。おれはお前がどんなに患者対応で困っていても、一切口出ししないだろ？　もしも、おれがお前に黙って、お前の患者の歯を勝手に削ったりしたら嫌だろ？　**相手の領域に、了解もなく踏み込む行為はただの自己満足**だ。このマウスピースが合わなかったら、誰が責任取るんだ？　自分の患者に、後輩が勝手に作ったマウスピースを渡せるか？」

……すみません。

「相手の仕事を奪っていいのは、**お願いされたとき**だけだ。そのときは**最後まで責任持ってやれ**。そして、人に仕事をお願いするときは、**相手がどんな結果を出しても文句言うな**。相手はお前を思って一生懸命やってくれるんだから。それが仕事のマナーだ」

すみません！　本当にすみません！

怒られながら、ふと『千と千尋の神隠し』のあるセリフが思い浮かんだ。千尋がまっくろくろすけの石炭を運んであげようとしたときにカマ爺が千尋に言ったセリフだ。

「中途半端に手を貸すな。貸すなら最後まで仕事しろ」

あー、あの時の千尋と同じじゃん……。

そんなことを考えながら、私はひたすら先輩に謝り続けた。

お願いする側か、**お願いされる側**か。**仕事においてこの立ち位置を理解することはとても大切だ。**そして、お願いする側は、**最後まで口出しをしてはいけない。**お願いされる側は、**最後まで責任を持たなければならない。**

それを身をもって学んだ研修医時代の大森であった。

4 大森、まさかの医学部再受験

充実した日々を送っていた研修医1年目の年の瀬に、親父から一通のメールが届いた。

「岩手医科大学が**歯科医師対象**の**編入試験**を始めるみたいだぞ」

岩手医大？　親父の母校であり、高校時代の大森が「学力に関係なく入れてくれる」などと思い込んでいたあの岩手医大？　現役のときから毎年受け続け、**通算4度も不合格**になったあの岩手医大？？

聞けば、編入試験は次の3月末に実施され、合格すれば岩手医科大学医学部の3年生に編入できるのだとか。おそらく歯科医師過剰と医師不足という2つの問題を解決すべく生まれた新たな制度なのだろう。

それにしても親父はなぜ、無事歯科医師になって充実した研修生活を送っている息子に、このタイミングでこんなメールを送ってきたのか？

心の中ではどう思っていたかは知らないが、実は親父はそれまで一度も医者になれとか、地元に戻ってこいとか、跡を継いでほしいとか、とにかく「〇〇しろ」「〇〇してほしい」といった類のことを私に言ってくることはなかった。どういう決断であっても、親に言われたからではなく、自分の意思で下してほしいと考えていたのだと思う。

そんな親父からのこのメール。

もしや、これは暗に**「お前はやっぱり医者になれ」**と言っているのか？

この頃の私は、医学部附属病院で働いている中で、医者に対して純粋に、「かっこいい仕事だなぁ」とか「医者はやっぱり頭いいなぁ」とか憧れに近い気持ちは抱いていたが、彼らに対するコンプレックスのようなものはもうあまり感じなくなっていた。**歯科医師としての仕事は本当に楽しくて、やりがいも感じ**

ていたし、何より、やっと**自分で稼いだ給料で生活できていること**が嬉しかったからだ。

しかし、親父から届いたこのメールの内容に私の心は揺れた。

「歯科医師免許をもっているのに今更また医学部を目指そうという奴なんて、そんなにたくさんいるか？」

「しかも歯科医師限定の試験なら、歯学部で成績の良かった自分は有利じゃね？」

などと、いきなり前向きな検討モードになったかと思えば、

「やっと歯科医師になれて、自分の給料で生活できるようになったのに、また学生に戻って親のスネをかじるつもりか？」

「今28歳の自分が、仮に編入できたとして医者になれるのは32歳。その年からまた研修医としてリスタートするつもりか？」

「ていうか、そもそもお前は本当に医者になりたいのか？」

といった考えも頭を巡り、**答えは一向に出なかった。**

もちろん、絶対受かる保証などどこにもない。

しかし、なぜか受かるような気もしていた。

それで、出した結論。

「一応受けてみて、**受かったらもろもろ考えよう**」

つまり、**一番肝心な動機を考える**ことを先送りにし、とりあえず受験することに決めたのである。

とはいえ、筑波大学の研修は6年に渡る独自のプログラムになっていて途中で辞めることは基本許されていない。もちろん私も規定の6年間はきっちり勤務するつもりでいたが、もしも岩手医科大学に受かった場合は、当然話は変わってくる。だからと言って、「医学部受けました、受かりました、辞めます」ではあまりに自分勝手だと思い、受験する前に上司へ相談しに行くことにした。すると、上司からは「年度末に辞めることになった場合、その時点からでは新たな人員を補填できなくなるため、辞めるかどうかは今すぐ決めてほしい」と言われた。要するに**「受験するのなら、合否に関係なく今年度いっぱいで辞めろ」**ってことだ。

それに対する私の返事はこうだった。

「受験しようと思うので、辞めます」

ぼんやりとした決断だったわりに、大森、かなり強気である。

何もかっこつけて退路を断った訳ではない。仮に次の3月には受けなかったとしても、その翌年には受けるような気がしていたし、もしも受けなかったとしたら「やはり受けていれば良かった」と先々で後悔するかもしれない。これからの人生、またしても**医学部のことでモヤモヤし続けていくことになるのが耐えられなかった**のだ。

はっきりとした動機はない。本当に医者になりたいのかどうかさえ、考えはまとまっていない。でも、もしかしたら意外に簡単に医者になれるかもしれないし、そのチャンスをみすみす逃して、今後モヤモヤするのは嫌だ。本当に医学部に行くのかどうかは、**受かってから決めよう。**

そして私は、2010年3月に**岩手医科大学の5回目の受験**に挑んだ。

結果は……、**「不合格」**っ！

いやいや、ここは受かるとこ――――!!!!

やはり、**現実は甘くはない。**

大森、**人生5度目の岩手医科大不合格**である。

でも、これで完全に覚悟が決まった私は、初めて親父に直接伝えた。

「おれは、歯科医師として生きていきます」

5 大森、忘れられない患者さんと出会う

筑波大学附属病院での研修医生活はたったの1年だったけれど、その中には**忘れられない患者さん**が何人かいる。

その中の一人がWさんという当時74歳だった男性だ。Wさんはステージ3の舌がんを患っており、手術を

受けたあとの抗がん剤治療を続けていた。普段の決まった業務以外、何をすれば良いかわからない私は、上司の先生からの「君たち研修医は何もできないが、**患者の話を聞くことはできる。**良く患者と話をしなさい」という言葉を思い出し、暇さえあればWさんの病室に行っては良く話をしていた。

Wさんの具合がいい時には、若い頃の話とか、奥様との出会いの話とか、お子さんとの思い出話などに付き合い、逆に具合が悪いときは、「なんで私はがんになったのだろう」とか「酒もタバコものまずマジメに生きてきたつもりなのに……」といった愚痴や不満の聞き役になった。

そう言えば、ある上司が言っていた。

「がんという病気は、患うものではなく、付き合うものだ」と。

多くの病気は治ることを夢見ることができる。でも、がんはうまく治すことができるのか、どんどん悪くなるのか、治ったとしてもいずれ再発するのか、正確なところは誰にもわからない。率直に言えば、「完全に治る」という夢がなかなか持てない病気だ。そもそも、がん細胞はもともと自分の体の一部だったわけだから、がんも自分の一部として認めていかなくてはならない。

頭ではそれを理解していても、Wさんと話をするたびに、**「がんというのはなんて残酷で理不尽な病気なんだ」**としみじみ感じた。Wさんは、日々健康に気を遣い、歯科医院にも定期的に検診を受けにいくような、業界の言葉で言えば、とても「優良な患者さん」で、**悪いことなど何もしていない人**だったからだ。

医学部受験のために私が筑波大学附属病院を退職するときも、Wさんはとても残念がりながらも、応援してくれた。退職して半年くらい経った頃にお見舞いに行き、ずいぶん痩せたWさんを見た時には、なぜかとても申し訳ない気持ちになった。

結局、私が退職した年の暮れにWさんは亡くなった。

受持医を引き継いでくれた私の同期は、亡くなる数日前のWさんから「大森先生はお元気にされてますか?」と聞かれたらしい。ただの受持医で、自分勝手にすぐに辞めてしまった研修医のことを死ぬ間際でも気にかけてくれたWさん。**今でも思い出すと泣きそうになる。**

「医師は患者に感情移入しすぎてはいけない」

などと言われる。でも私は、**一度はどっぷり感情移入して、忘れられない患者を持つこと**も医師として必要な経験なのだと思う。

6 大森、研修医最後の受持ち患者

もう一人強く印象に残っているのが、研修医時代の最後に受け持った患者で、17歳の女の子、Mさんだ。Mさんは顔面多発外傷で緊急入院した患者だった。怪我した理由が深刻で、ある人に暴力を振るわれ、コンクリートの塀に顔面をぶつけられたのだという。診断は、目の下の骨の骨折、頬骨の骨折、上顎の骨折、鼻骨の骨折、上の前歯の破折だったが、むしろ精神的ダメージの大きさのほうがより深刻になる可能性も考えられた。そこで、整形外科、形成外科、歯科口腔外科でタッグを組んで手術をしたあとは、歯科口腔外科と精神科でフォローしていくことになったのだ。

何もできない大森は、**相変わらず患者さんと話すことしかできない。**暇さえあれば彼女の部屋に行って、「痛くない?」だの、「何か欲しいものない?」だの、まるであしながおじさん風の声掛けをしていた。挙句にMさんからは**「先生って意外と暇なんだね」**などと言われる始末で、それを聞いてずっこけそうになった。

Mさんはいつもベッドで勉強していた。怪我して痛いはずだし、もしかしたら目も見えにくかったのではないかと思う。

精神科の先生も「普通こんな怪我をしたらしばらくは何もしたくなくなるのが当たり前だし、死にたくなってもおかしくない」と驚いていた。きっと、**彼女には目標があるから、強い気持ちを維持できていたのだろう。**

少し心配になった私が、

「今は休んで体を治すことに専念したほうがいいんじゃない?」

と声をかけると、彼女は首を横に振ってこう言った。

「受験まであと3週間なんです。退院できないかもしれないけど、**やれることはやりたいんです**」

うわー、すげー、しっかりしてるー。

Mさんの怪我は、とてもじゃないが3週間で退院できるようなレベルではなかった。それでも彼女は毎日勉強した。すると、彼女の想いが届いたのか、特例で、病棟で受験することが許された。

結果は合格。

彼女は無事に看護学校に合格したのだ。

かたや**超VIPの予備校寮**にいても勉強せず、しかもその状態で**3浪**まですることになった自分。

かたや重傷を負い、痛みと闘いながら勉強し、**合格**を勝ち取ったMさん。

……おれ、ほんと情けねぇ。恥ずかしー。

7 大森、はじめての就活

研修医として6年勤めるはずだった筑波大学附属病院を辞め、そして、岩手医大の5度目の不合格により、職場も進学先もなくなってしまった大森は、何の準備もしないまま2010年の新年度を迎えてしまった。

さて、どうしよう。

人間は、生きているだけで食費、家賃、光熱費がかかってしまう。1年目の給料は、「おれが稼いだ金だ！」「好きに使うぞ！」とばかりにそのほとんどを飲み代に使っていたので、**私には貯蓄がほとんどなかった。**

ここはボンボン金食い虫息子の必殺技、「親からの仕送りぃ〜」を使う手もあったが、

「私は、歯科医師として、生きて参ります！」

と、親父に対して華麗に宣言したばかり。その舌の根も乾かぬうちに、

「仕送りして下さい」

では、あまりにかっこ悪すぎる。

さて、どうしよう。

どんなに節制してもたぶんあと1ヶ月で生活できなくなる。そうなるとやることは一つしかない。

さあ、就活しよう！

まずは歯科医師用の求人サイトに片っ端から登録し、目に留まった歯科医院7院で面接を受けることにした。過去に30校以上から不合格通知を受け取り、つい最近同じ大学から5度目の不合格通知を受け取り職場を失った男大森は、どーせおれなんてどこも雇ってくれないだろうと、あまり期待せず結果を待っていた。

ところが、なんと、なんと7つとも全て合格！

いやー、**国家資格パワー**恐るべし！

当時付き合っていた、例の「チャチャチャ、ペッ」の彼女（現妻）に、「内定取れたよ！」と伝えると、「お前は世間の厳しさを全然わかってない」と一蹴された。

合格した7院の中から選んだのは、都内7ヶ所に分院を展開する大手の**歯科医療法人裕正会**の分院で品川区にある**品川シーサイドイーストタワー歯科**に決めた。

どうせ働くなら、**大都会東京、トーキョーでしょー。日本の中心の歯科医療も見てみたいし！**

何より都内にいる彼女と一緒に住めば、家賃だって半分で済む！

そんなゆるい動機で、大森は2010年5月から東京都品川区で新たな歯科医師人生をスタートさせたのである。

8 大森、衝撃の歯科助手体験

2010年5月から勤務することになった**医療法人裕正会の品川シーサイドイーストタワー歯科**（通称：品イ）は、ユニット5台、歯科医師は私含め3名、スタッフは4名（衛生士2名、助手1名、受付1名）の一般的な歯科医院だった。オフィスビルの1階テナントにあり、主たる患者はそこのオフィスに勤務するサラリーマンや近隣マンションの住民の方。卒後研修に医学部附属病院の口腔外科を選んだことで特殊なケースばかりを経験していた私が、初めて**普通の歯科医院に勤務することになったのだ。**

院長はとても優しくて、自分の患者の治療を私に振ってくれたり、私の治療のアシスタントについてくれたり、診療後は一緒にお酒を飲んでくれたりした。今の私の歯科治療、例えばむし歯の治療や詰め物や被せ物の治療の基礎は、すべてこのときに教わった。口腔外科の刺激的な外科処置と比べると、一般歯科治療は少し地味で、淡々とした印象だったが、「ザ・歯医者！」というような仕事を通じ、私はやっと普通の歯医者になれたような気がした。**歯科医師として、歯の治療の基礎を学べた**ことはとても楽しかった。

私にとってこのクリニックで得たもう一つの大きな財産は、**歯科助手の業務を体験できた**ことだ。

歯科医師は、当たり前だが、患者の治療に集中しなくてはいけない。そのため、歯科医師を支える歯科助手から見える景色を体験することはない。だから**歯科助手の仕事を真の意味で理解している歯科医師はきっと少ない**のではないかと思う。でも将来、歯科助手を雇用する立場になった時、「君の業務内容は○○だ」とか、よくわかってないくせに言えるわけがない。そこで、私は空いた時間に**歯科助手の仕事を体験**してみることにした。入職したてで担当する患者さんの数が少ない私にはそれくらいの余裕はあったし、いつ見ても忙しそうな助手さんの役に立ちたいという思いもあったからだ。

まず毎日のスケジュールを確認すると、ドクターは9時過ぎの出勤なのに、助手さんは8時過ぎには出勤しているのだという。そこで私は翌日から8時に出勤することにした。

最初の出勤者である助手さんの朝は、クリニックの鍵を守衛さんからもらうところから始まる。そして玄関をあけたら、最初に全ての機材の電源を入れる。まずは主電源。その後、ユニットの電源、そしてレントゲンの電源を入れる。次に受付のパソコンを起動したら、今日一日に来院される患者さんのカルテを準備する。アポ帳を見て必要な機材を確認し、それぞれのユニットに器具を準備する。歯科医師によって使う器具が違うので、そこにも注意が必要だ。前の日に洗濯して干しておいたタオルとユニフォームを畳み終わる頃に、ようやく先生方が出勤してくるが、朝礼の準備も助手さんの仕事である。

やばっ。　歯科助手の朝、めっちゃ忙しい。

しかし、本当に忙しいのはこれからだ。

9時半からいよいよ診療が始まると、あっちこっちで器具を出しては片付け、手が足りてない先生のアシスタントに付き、電話がなったら電話に出て、業者が来たら発注し、滅菌が上がったら片付ける、宅配業者が来たら梱包した荷物を渡し、また先生に呼ばれてアシストする、「こっちのユニット片付けお願いしまーす」、「次の患者さん通してくださーい」、「技工士さんが模型の回収にいらっしゃいましたー」、「アシストお願いしまーす」、「電話出まーす」、「片付けまーす」、「アシスト付きまーす」。

エンドレス。やっばっ。

そしてあっという間に昼休み。

ドクターは早々にランチに出かけるので、最後まで片付けをするのは、当然のように助手さん。短い昼休みに、おにぎり食べながらクリニックのホームページに歯科のブログを上げるのも助手さん。

マジ?

午後も午前と同じく、馬車馬の如く、とにかく動く、働く。うごく、はたらく。

診療が終わり、全スタッフが帰ったあと最後までクリニックに残っているのも助手さんなら、医院の玄関の鍵を閉めて守衛室に向かうのも助手さんである。守衛室に向かいながら、私は思わず聞いてしまった。

「これを毎日やってるんですか?」

すると、助手さんは涼しい顔でこう答える。

「今日は比較的、ラクな方でしたよ」

やっぱっ!!

こんなスーパーな歯科助手さんがいるからこそ、ユニットが5台もあるクリニックがスムーズに回っているのだな、とこの時ほど痛感したことはない。それは何も私が勤めていたクリニックだけの話ではない。歯科医師の業務が滞りなく、そしてミスなく進められているのだとしたら、それは間違いなく、**助手さんという陰の功労者のおかげ**なのである。

9 大森、予防歯科と出会う

歯科医院とは**歯の治療をする場所**である。むし歯や歯周病という病気を治すために**苦痛を伴う治療をするのは仕方がない**ことだ。研修医時代に診ていた患者さんたちは、深い親知らずのせいで顔がパンパンに腫れた人や、交通事故に遭って骨折した人など、とにかく今すぐ治療が必要なケースが大半だった。患者さんは苦痛を伴う治療を受け、辛い表情を浮かべながらお礼を言って帰っていく。患者さんの苦痛な表情を見るのは心苦しいが仕方ない。なぜなら、**歯科医師の仕事は治療をすること**だからだ。歯科医師は苦痛を与えて病気を治すことが仕事だ。だから**歯医者はみんなから怖いと嫌われる**のだ。

……と、大森は思っていた。

しかし、とある患者さんと出会って、**この考え方が違うかもしれない**と思った。この患者さんの訴えは「とにかく奥歯が痛くなることがあるので原因を教えてほしい」というものだった。いろいろ検査したのだが、探しても探しても、原因となる要素がさっぱり見当たらない。困った私は、上司の先生に相談した。

すると上司は患者さんのところへ行き、こう言った。

「とくに異常はありません。ご安心ください」

えーっ？　うそーー！（大森心の声）

すると患者さんは

「あーよかった。何か大きな病気なんじゃないかと心配だったのよ」

えーっ？　うそーー！（大森心の声ふたたび）

そしてその患者さんは**私たちにお礼を伝え、笑顔で帰っていったのだ。**

このとき私は気付かされた。歯科医師の仕事は**「病気を治すこと」**ではなく、**「病気かどうか判断すること」**だと。誰だって病気にはなりたくない。でも病気かどうかわからないから不安になって病院に行く。もちろん病気を見つけ治療するのが医者や歯科医の仕事だが、それ以上に配慮しなくてはならないのは、**患者の不安を取り除くこと**なのだ。

品イに勤め始めて日々感心していたのは、とにかく患者さんの口の中がきれいなことだ。「いったいどこを治せばいいんだ?」という患者さんも少なくない。しかもそういう患者さんほど、定期検診には必ず時間通りに来院され、歯科衛生士によるクリーニングをきちんと受ける。そして、最後に歯科医師がチェックをして問題ないことを伝えると、満足して笑顔で帰っていく。

品イでは、**定期的に「患者の不安を取り除く」パターンが仕組み化されていた。**

問題がないか不安に思う患者に対して、チェックして問題なしのお墨付きを与える歯科医師。歯科衛生士によって来院時よりもスッキリきれいになった口の中。

関わる人全ての満足度が高い。

この取り組みこそが**「予防歯科」**の概念であることを知ったのは随分先の話だが、**治療だけが歯科医療ではない**ことを知れたことは、私にとって大きな学びだった。

聞いたところによると、都内のビジネスマンの中には「大人になってからむし歯になるのはみっともない」という文化があるらしい。お口のケアもろくにできない奴に、大事な仕事は任せられないというのだ。

都内のビジネスマン、意識たけぇー。

10 大森、初めてのブログを書く

ある日の昼休み。おにぎり片手にブログを書く助手さんから、「てか、先生もヒマならブログ書けば良くないですか?」と言われた。

たしかに!

そんなわけで私はブログを書くことになった。ただ、いざ書こうとすると、なかなかいいネタが浮かばない。

「歯磨きはとっても大切です☆」
「お口を健康にして、体も健康にしましょう♪」
「口臭気になりませんか??」

うーん、こーゆーのよく見るけど、**オレなら絶対読まない**。書いてる人が歯科業界の人だし、そりゃこう言うわなぁ、って気になる。

なんなら、「歯磨きしないでむし歯になったほうが、あんたら客増えて嬉しいんとちゃうんかい！」とか、「歯磨きしましょうだと？　嘘つけっ！　歯磨きしたらむし歯がなくなって、あんたらの商売あがったりやろ！　むし歯になってくれた方が嬉しいくせに！　なにキレイ事言っとんねん！」とか、おれなら思っちゃうなぁ。

そこで、そういう**あまり素直じゃない人にも刺さるブログは書けないだろうか**と考えた。

思い起こせば浪人時代に歯髄炎になって激痛に苦しめられるまでは、大森の人生の中に**歯のことなんて考える瞬間すら存在しなかった。**だって、**歯があるのは当たり前**だから。当たり前にあるものに対して、あえて**価値なんて感じない。**

ん？　**価値？**

みんなが価値を感じるものってなんだろう？

普通に考えれば**カネ**だろうな。

じゃあ、**歯とカネ**を繋ぐ話なら？

うん、これなら読んでくれるかもしれない。
そこで書いたのが**「あなたの歯はいくら？」**というタイトルのブログだった。

自分の歯1本に、**いくらの価値があると思いますか？**

インプラントは1本30〜40万くらいかかります。

28本の歯、すべてインプラントにしたら1000万くらいかかりますよ。

さらにいえば自分専用の替えのきかない天然モノの歯は、インプラントの何倍もの価値があるってことですよ！　つまり、1000万円以上ってことですよ？

1000万以上の高級車買ったら、汚れたらすぐ洗車して、傷が付こうものならすぐに修理して、何かおかしなことがあればすぐに車屋さんに連絡して、何もなくても定期的にプロに点検してもらって……ってしますよね!?　ほったらかしってあり得ないでしょ？　しかも車なら壊れてもまた新車が買えるけど、歯はそう簡単に替えが利かない、**一生大事に乗らなきゃいけない高級車**なんですよ！

だから大切にしましょうね。


……的なことを書いてアップした。

すると後日、裕正会の理事長から全分院にＦＡＸが来て、私のブログを褒めて下さった。

またある日の診療中には、隣のユニットで先輩の先生が患者さんに「車の点検は定期的に行かれますよね？」なんて、話している声が聞こえてきた。

先輩、それ、おれのやつ！　後輩のパクってるやん!!（笑）

まあでも、先輩がパクるってことは、良いブログだったってことなんだな、と自信を持てた。

今も一般の方向けに講演会をするときは、最後にこの話をするようにしている。皆さんに**自分の歯に価値を感じてもらうために。**

ところで、**「あなたの歯はいくら？」**

11 大森、うまく回る組織を学ぶ

前述したように私が勤めていた品イの母体は、都内7ヶ所に分院を展開する大手の**歯科医療法人裕正会**である。

裕正会のトップ、歯科医師でもあるW理事長は、私の目にはかなりぶっ飛んだ人に見えた。まず**月の半分は日本にいない**。クリニックにはほとんど顔を出さない。少なくとも私の勤務していた品イに来ているところは一度も見たことがない。噂によると、そろそろ**リタイアを考えていて**、分院をそれぞれ勤務医の先生に売るつもりらしい。**分院を売る!?** なんだその考えは。都内でも1、2を争うかなり巨大な歯科医療法人を経営するW理事長に対しては、正直胡散臭さを感じながらも、とても興味があった。

巨大な歯科医療法人を経営する理事長という肩書きから、オラオラ系のカリスマドクターを想像していたが、実際に会ったW理事長はそれとはまるで違い、**腰が低く、とても話しかけやすいタイプの人**だった。

何より私のような経験の浅い歯科医師とも**同じ目線**で話してくれる。理事長として組織の1番上に立つというよりむしろ、**黒子に徹しようとする姿勢**をもっていて、決して偉ぶらずに現場の意見を尊重し、歯科医師やスタッフに対する感謝の気持ちやリスペクトを感じさせてくれる人だ。そんなW理事長からは、**「トップの仕事の本質」**を学ばせてもらったと思う。

7つのクリニックにそれぞれ見学に行く機会があり、そこで私はあることに気付いたのだ。どのクリニックも、予約の取り方が全く同じで、それ以外にもスタッフ（衛生士、助手、受付など）の配置や業務の内容、勤務時間など、**共通していることがたくさんあった。**何より、どのクリニックのスタッフもとても感じがよく、仕事がはじまると、みんなバリバリ、そして生き生きと働いている。

また、歯科医師はたくさんいるのだが、驚いたことにそのほとんどは常勤ではない。週3で品川、週2で東陽町のように、2つ以上のクリニックを兼任している人が多かった。各クリニックの核となる院長でさえ、そんなスタイルで働いていた。

理事長は顔を出さない。
歯科医師だけでなく院長も常勤ではない人が多い。
なのにめちゃくちゃうまく回っている。

なんなんだ？　これは！

歯科医院といえば、院長や歯科医師が中心となって運営するのが普通だと思うが、この法人では、**スタッフが中心**となってクリニックを運営し、**歯科医師は診療に集中できる環境や仕組み**が見事に出来上がっていた。

そしてハッとした。
こんなふうに**組織を回す環境や仕組みを考えるのがトップの仕事**なんじゃないのか？

「何より一番難しく大変なのは、人の上に立って組織を束ねること」
大学時代に親父から聞いたあの言葉が蘇る。
まさにW理事長は、「人の上に立って組織を束ねる能力」に長けた人だった。

そしてそれは、自分が一番欲しかった能力だった。

大学6年生の頃の私は組織というものをまるで分かっていなかったことを嫌というほど思い知らされた。

当時の私は、**トップが自分の強い思いを伝え、自分が率先して行動しさえすれば、周りは勝手に付いてくるもの**だと思っていた。「全員合格するぞ!」と意気込んだまではよかったが、メンバーが疲弊するだけのプランを無理強いするばかりで、うまくいかないことに対しても行き当たりばったりの対応を取ることしかできなかった。**組織を回すためにはどういう環境が必要なのか、どういう仕組みが必要なのか**なんて考えたこともなかった。

ああ、あの組織が空中分解したのは当たり前だったのだ。

12 大森、どうする?

品イで働き始めて数ヶ月が過ぎ、一般歯科や助手業務、経営のあり方について学び、大学とはまた違った刺激を受けていた冬のある日、私のもとに筑波大学附属病院の研修医時代の上司から電話がかかってきた。

「来年度、医局に欠員が生じる。**関連病院に出向するメンバーとして戻ってこないか?**」

筑波大学附属病院は茨城県唯一の大学病院ということもあり、県内に数々の関連施設を持っている。そのため医局に所属する研修医は、2年間の初期研修が終わった後、**県内の様々な病院への出向が言い渡される**ことになっていた。つまり、「外病院」での武者修行というわけだ。歯科口腔外科も、つくば市、水戸市、牛久市、北茨城市など、県内全域に関連施設があった。

実を言うと私は、歯学部の学生だった頃から、総合病院の中にある**いわゆる「病院歯科」に勤務することを夢見ていた。**大学のように大きすぎる組織では、結局チームが細分化され、他科との距離は遠くなる。よく、**隣の医局は外国よりも遠い**と言われるように、**医局間の文化や風土の違いは国が変わったように違う**こともあるのだ。

その点、**市中病院は診療科同士の距離は近い。**大学では診療科のことを「医局」と呼ぶが、市中病院では医師全体のことを「医局」と呼ぶ。つまり、**「病院歯科」の歯科医師は他科の医師と同じ「医局」に所属する**ことになるので、医師同士の関係性も強いのだ。

実家が医者で、さらに将来法人を継ぐかもしれない私は、**医師や看護師などのメディカルスタッフと同じ土俵で働ける「病院歯科」**にとても魅力を感じていた。そもそも筑波大学附属病院を研修先に選んだ理由も、茨城県内の病院歯科に勤める「外修行」があることが大きかったのだ。

すでに退職しているにもかかわらず、そもそもの目的だった「外修行」ができるだなんて、私にとっては、願ってもない話であるのは間違いない。

さぁどうする。大森。

品イでの勤務も筑波大学附属病院の勤務医時代とは別の意味で充実していたし、このまま勤務し続ければ、優秀なスタッフに囲まれ、都内ではトップクラスの成功を収めている偉大なW理事長から学ぶこともできる。

でも、筑波大学附属病院に戻れば、「病院歯科」という、**新たなフィールド**、そして将来帰るであろう**実家の状況によく似た環境**で働くことができる。

どちらの話もありがたすぎる。

いやあ、**マジで、どうしよう?**

つい数ヶ月前には無職だった奴とは思えない贅沢な悩みに、翻弄されまくる大森であった。

13 大森、決断と保留

品川に残るのか、茨城に戻るのか、一向に答えが見出せない私は、親父に相談することにした。

しかし、相変わらず親父は「お前がいいと思う選択をしろ」とか言う。

ただ、**今回は親父の様子が少しおかしい。**

地元の医者同士の繋がりは大事だの、勝手知ったる地元仲間と飲む酒はうまいだの、茨城の地域の患者は今こんなことを求めているだの、今度特別養護老人ホームを建てようかと思ってるだの、里美村以外に常陸太田に分院を作ろうとしているだの、筑波大学から研修医や学生を受け入れるために宿舎を建てただの。

何やら、**やたら茨城推しがすごい。**

「きっと帰ってきて欲しいのだな」

私にはそう感じられた。

よくよく考えれば、息子が27歳になるまでスネをかじられまくって骨と皮だけになった親父は、気づくと間もなく還暦を迎える歳になっていた。酒を飲んで真っ赤な顔してる親父の頭は白髪で真っ白になっていた。

うーん。悩ましい。

親父、**素直に地元に戻ってこいと、言えばいいのに。**

熟考の末、私は品イを辞めて東京を離れ、茨城に帰ることを決めた。

それに合わせ、すでに同棲していた彼女（現妻）にも、**彼女の誕生日にプロポーズ**することにした。

おれは、茨城に帰ることにした、良かったら一緒に来てくれないか、と。

実は4月から家賃半額の同棲を始めるにあたって、すでに彼女のご両親への挨拶は済ませており、「近いうちにきちんと結婚のご挨拶ができるよう頑張ります」などと伝えていた。そこから半年後の彼女の誕生日である。もうこれは、プロポーズの予感しかない。**バレバレ過ぎて逆に恥ずかしい**くらいだ。

そんな明らかな出来レースではあるが、キチンとお伝えするのがやはり**男の礼儀**だろうと、ちゃんと気合を入れてプロポーズをした。

ところが、彼女はめちゃくちゃ驚いている。えーっ、とか、びっくりしたー、とか言ってる。

なぜだ?

そして返事は、

「考えさせて下さい」

……まさかの**プロポーズの返事保留。**

こうして、2010年の大森の年末は、**保留のまま幕を閉じた**のである。

14 大森、退職を伝える

茨城に帰ると決めた私は、品イの院長と、W理事長に話をさせていただいた。院長は将来の分院長候補として推薦することを考えてくれていたようでとても残念がってくれ、本当に申し訳ない気持ちになった。W

理事長も、もう少しいてくれれば色々具体的な経営のことを伝えられたのにと言ってくださった。他の分院の院長からも飲みに誘っていただき、退職するのを考え直さないかとまでいってくれる方もいた。

茨城に帰ることにしたのは親父のせい、のような書き方をしたが、本当のことを言うと、それが直接的な理由ではない。**私は茨城の人間**であり、**医者の息子**であり、**将来実家の医療法人を考える立場**であること、病院歯科で働くチャンスはこの先なかなか巡ってこないであろうこと（就活のときに、病院歯科も探したが、どこも大学の医局との関係性があり、就職は難しかった）を考え合わせ、**感情は抜きにして結論を出した**のだ。

私がいつも心に決めているのは、**やらずに後悔するくらいなら、やって後悔しよう**ということ。その結果至ったのが、**「今しかできないことをやる」**という結論だったのである。品川での恵まれた環境を捨てて、茨城に帰るという行動を起こしたことで、結果的に後悔することになるかもしれない。それでもやらずに**後悔するよりは良い**、**それも自分の人生**だと考えたのだ。

また、年明け早々には、彼女からは無事に**結婚OK**の返事をもらった。どうやらあの時は本当に心の準備ができてなかっただけらしい。まじか？　一緒に住んどいて準備できてないって、そんなことあるか？（笑）

15 大森、震災で当たり前の尊さを知る

2011年2月に私は結婚が決まった彼女と共につくば市へ引っ越した。品イでの勤務は3月いっぱい残っていたが、退職するまでは、茨城から品川へ通えばいいと思ったからだ。そして片道1時間かけ、毎日品川へ通う生活にも慣れ始めたころ、それは起きた。

2011年3月11日の東日本大震災である。

いつものように診療をしたり助手業務を手伝ったりしていた私は、まさにその時、歯石取りの業務をしていた。

「ドンっ」というすごい音がしたあと、今まで感じたことのない揺れを感じた。

「地震だ!」

あわてて患者さんを起こして、揺れが収まるのを待っていたが、**揺れてる時間がいつもの地震と比べてとても長い。**ちょっとこれはヤバいんじゃないのか?

患者さんと共に、クリニックの廊下に出るとスタッフも皆廊下に出てきていた。「ちょっと外の様子を見てきます」とビルの外に出て、空を見上げた私の目には**衝撃的な光景**が飛び込んできた。あの時の恐怖は今でも忘れられない。

品イが入っていた40階建のビルは、周囲にオフィスビルやマンションが立ち並ぶビル群の中にあった。そのビルの一つ一つが目で見てわかるくらいに**グニャグニャ左右に大きく揺れていた**のだ。

なんだこれは？？

ビル群とは反対側の海の方に目をやると、海の先の人口島に立ち並ぶ石油コンビナートらしき設備から、**火と煙がもうもうと上がっていた。**

なんだあれは？

これはヤバい！

すぐに逃げなくちゃ！

でもどこへ？　とにかく遠くへ？　歩いて？　ビルの中の方が安全なのか？

ああ、どうすればいいんだ？

周りはグニャグニャ揺れてるビルばかり。もしこのどれかのビルが崩れでもしたら、逃げ場はない。どのビルが崩れるかなんて、誰にもわからない。

この時、私は生まれて初めて、**「死ぬかもしれない」**とリアルに感じた。しかも逃げ場はない。命の危険は感じるが、どうすることもできない。その後クリニックのスタッフや患者さんたちも外に出てきたが、私は状況が落ち着くのを**ただ祈りながら待つことしかできなかった。**

幸いどのビルも崩れることはなく、揺れは収まった。コンビナートからは相変わらず火が出ていた。後から聞いた話で、ビルは免震構造という、あえて揺らすことで揺れの力を逃し、倒壊しにくい構造になっているのがわかった。

それにしたって、あれはグニャグニャ揺れすぎでしょ！

その後は皆さんもご存じの通り、電車は止まり、お店からは商品が消え、都内は大混乱になった。

私は家に帰ることもできず、その日はクリニックに泊まることになった。クリニックの椅子に横になったとき、この天井の上には40階近い建物があると思うと、不安でなかなか寝付けなかった。

ちなみに私の彼女（現妻）は当時旅行関係の仕事をしており、なんと震災時は**ハワイに研修**に行っていた。次の日、羽田までは電車が動いていたため、空港まで迎えに行くと、ヘラヘラした顔で、「地震大丈夫だった〜？」などと聞いてきた。

このテンションの違い！（笑） 何をハワイ帰りで浮かれとんのだ！

「さぁお家に帰ろう！」

電車動いてないよ。

「じゃあタクシーで帰ろう！」

タクシーもいないよ。

「じゃあ、歩いて帰る!!」

歩ける距離じゃないでしょ！（笑）

完全に疲弊していた私は、そんな**能天気な彼女に少し救われた気持ちになった。**

数日間は電車が復旧しなかったため、私と彼女は茨城に帰ることができず、次の日からは院長のご自宅に泊めていただいた。あのときは本当にお世話になりました。助かりました。ありがとうございます。

今でも時々、あの日のことを思い出す。毎日普通に仕事ができることは、**当たり前のことなんかじゃない。いつ死ぬかなんて、誰にもわからない。自分の力でどうすることもできない事**もある。

変な言い方になるが、**いつ死んだとしても悔いの残らないよう**、今日1日を大事に、大切に生きようと思う。

16 大森、結局継続する

震災後、東京では1週間ほどで日常は戻ってきた。

予定では3月いっぱいで退職することになっていたので、本来なら品イでの勤務も残りわずかだったのだが、W理事長に面談をお願いし、とても自分勝手であることは承知の上で、**非常勤という形でもう少し働かせてもらえないか**と頼んでみた。

その理由はいくつかある。

1年足らずの期間だったが、すでに**担当の患者さん**もいて、そのうちの何人かがまだ治療の途中だったこと。

品イの院長が開業するため私と同じく3月いっぱいで退職することが決まり、震災も相まって**現場が混乱気味**だったこと。

この時点で私の次の勤務先は茨城県牛久市にある病院歯科に決まっており、休診日である火曜日を品イで働く日に充てることができると考えたこと。

そして何より震災を経て、ここで働けた日々に改めてありがたさを感じ、**どうしてももう少し役に立ちたい、関わっていたい**という気持ちになったこと。

そんな話をしてW理事長には快諾していただき、毎週火曜日だけ非常勤での勤務ができることになった。ただし、**月に1度は本部の医院での定期面談を行う**ことが条件で、院長が退職し移行期にあった品イの様子を報告してほしいとのことだった。そんなこんなで常勤のときは直接の関わりはあまりなかったW理事長と、毎月個別で面談する流れになった。若干気まずいが、わがままを認めてもらった手前、まあ仕方がない（笑）。

こうして2011年4月から、牛久市の病院歯科での勤務、そして品イでの非常勤勤務という大森の**二重生活**が始まることになったのだ。

III

大森、茨城に帰る

2011～2018年
東京から茨城にもどり、
開業を決意するまでの話。

1 大森、同期と働く

2011年4月、私は筑波大学附属病院からの出向という形で茨城県牛久市の**つくばセントラル病院**に赴任した。

つくばセントラル病院は病床300床程の中規模病院で、歯科口腔外科は常勤医が私を含め3名、スタッフは衛生士4名、受付1名、ユニットは4台の診療科であった。上司となる歯科医長はこの道20年以上の大ベテランだが、もう一人の常勤医は**研修医時代の同期G君**だった。

筑波大学附属病院での歯科口腔外科はドクターの人数が少なくて、研修医時代の同期は2人、私とG君だけだったのだが、外来組と病棟組で分かれていたため、一緒に働くことはほぼなかった。外来組は、文字通り外来治療がメインの業務になるが、筑波大学附属病院は予約診療が基本だったため、業務時間はある程度予想できる。しかし、入院患者管理という、言うなれば入院患者のお世話係を担う病棟組は、朝夕回診以外は何か起きた時の待機当番という役回りだ。つまり何もなければとことん暇だが、一方で突発的に呼び出されることもある。要するに**外来組は能動的な業務**であるのに対し、**病棟組は受動的な業務**なのである。

研修医になりたての最初の半年は私が外来組でG君が病棟組だった。外来診療が終わった私が研修医控え室に行くと、机に頭を乗せて爆睡している彼を良く目撃した。病棟組は夜間の呼び出しも頻繁にあるため、昼間はとても眠いのだ。そんな彼に私がいつもしていたのは、寝ている彼の院内PHSを鳴らすことだった。

電話が鳴ると、当然彼は飛び起きる。そして、その姿を見て私はケラケラ笑い、彼はマジギレする。その繰り返し。いやぁ楽しかったなあ（笑）。

ところが後半の半年は担当が逆になり、G君が外来組、大森が病棟組になった。だから、今度は私が電話で起こされるハメになった。まさに**因果応報**である。

一緒に働くことはなかったが、やれこの材料が使いやすいだの、やれこの先生のセミナーを受けただの、歯科のことについてG君とはよく語り合っていた。私が筑波大学附属病院を辞めてからも互いの状況を報告しあったりして、**いい関係は続いていた**。とはいえ、私が辞めたせいで、本来2人でやるべき業務を彼が1人黙々と切り盛りしてくれていたらしい。きっと私のことを恨んでいたことだろう。すまん。

口腔がんで闘病中だったWさんの受け持ちを引き継いでくれ、Wさんの状態がいよいよ厳しくなってきたとき、お見舞いに来ないかと言ってくれたのも彼だ。私の中では、**同期であり、友人であり、良き理解者であり、そしてライバルでもあった**のである。そんなG君と初めて一緒に働くことになる。楽しみで仕方ない。

G君とは共通点が多い。10月生まれで、大学時代はバドミントン部、結婚したのも、子どもが生まれたのも同じ年。家を建てたのも、車を買ったのも同じ年。そして開業したのも同じ年である。ただし結婚や家や開業は、彼の方が私より少しだけ早い。私はもしかしたら**彼の後を追って頑張ってきた**のかもしれない。

彼がいなければ、今の私はなかったと思う。今も家族ぐるみでよく温泉に行くのだが、**彼と温泉で語り**

合う時間は私の貴重な財産となっている。

2 大森、インプラントにハマる

つくばセントラル病院の歯科口腔外科に勤め始めた頃の私はとにかく**インプラント**がしたかった。

当時、歯科業界は空前のインプラントブーム。これまでは歯を失った場所の治療としては、被せ物を連結するブリッジや針金を引っ掛けて出し入れする部分入れ歯が主流だったが、既存の歯を大きく削ることや、違和感が強いことなどの欠点もあった。その点**インプラントは骨に直接人工の歯根を埋め込むため、他の歯に影響を与えにくく、しっかり咬むこともできる。**

裕正会時代でも、インプラントのオペの日は何やら特別感が漂っていた。インプラントのオペが決まると分院すべてにFAXが届き、「○○歯科でオペ決まりました」と周知される。またオペがある日は他の予約を一切入れないようにして普段診療で使っているユニットはオペ室のようにセッティングされる。いつもは1人しか付かないアシスタントも2人以上付く。オペ用のガウンに着替え、集中したドクターが黙々とオペを行う。使う機材もインプラント特有のものに差し替えられる。

歯科業界における華やかな最先端の治療、それがインプラントだったのだ。

歯科医になって2年目だった私も、数々のインプラントのセミナーに参加したり関連の本で勉強したりしたが、2年目の若手が特別なオペに手を出せるはずはない。つまり、私は**インプラント治療の機会**

に飢えていたのだ。

つくばセントラル病院の歯科口腔外科でもインプラント治療は行われていて、「君たちもどんどんやっていいからね」と歯科医長からの許可もいただいた。まさに**機は熟した**のである。

歯の欠損のある患者さんに、インプラントという選択肢もあることを伝えてみたら興味を持つ人が結構いて、そういう人たちにさらに詳しく説明すると、多くの人が「やってみたい」と言ってくれた。

前述したように裕正会では多くの患者さんの口の中は比較的健康に保たれていて、歯の欠損がある人の数がそもそも少なかった。つまり、インプラント治療を検討する患者さんはとても貴重だった。だからその貴重な人たちに対する説明の仕方や資料はかなり洗練されていて、その説得力たるや半端なかった。大森の「詳しい説明」というのは、要するにそれのパクリだったのである。

忘れもしない大森のインプラントデビューは、下の奥歯に1本入れる処置だった。「大丈夫、たくさん勉強したし、何度も頭でシミュレーションしたじゃないか！」と自分に言い聞かせていたものの、いざオペが始まると、出血が思ったより多い、骨が思ったより硬い、口が思ったより開かない、麻酔が思ったより効いてない、などなど、**頭でイメージしたこととは違う場面が何度も襲う。**

汗だくになりながらも、なんとか無事にオペを終えることができたが、反省点も多かった。

以前、上司の先生に言われた言葉がある。

「**外科処置は、始まる前に8割方終わっている**と思え。オペ前にあらゆるパターンを何度も何度も頭でイメージし、実際のオペになったら、**ただそのイメージ通りに手が動くだけ**の状態にする。外科は一度手を付けたら後戻りできない。思ってたのと違うは、言い訳にならない。だからこそ、**事前にいかに準備ができているかが重要**だ。人の体に処置をすることは、それだけ**責任が重い**ということを自覚しなさい」

私は自分なりに準備してきたつもりだったが、まだまだ足りてなかったと痛感した。そして、自分のやりたい気持ちが先走り、充分な準備ができてなかったのではないかと、深く反省した。

改めて、**人の体に処置をする怖さ**を再認識した大森であった。

3 大森、天狗になる

臨床経験をそこそこ積んでくると、それと比例するように**私には自信がつき始めた。**自信みなぎる大森は、患者さんに**「積極的な治療」**をどんどん提案した。

「こちらの被せ物は、適合が悪くなってます！　さあ、入れ替えましょう！」

「こちらの歯の根の先には病気があります！　さあ、根の治療をしましょう！」

「こちらには横向きに埋まっている親知らずがあります！　さあ、抜きましょう！」

バリバリ感満載で、意気揚々と診療に励む、やる気に満ち溢れた、オラオラ系歯科医師……うざっ！

人は自信がついてくると、**気付かないところで横柄さが出てくるものだ。**そして特に大森という奴は調子に乗りやすい気質なので、この状況は危険きわまりない。

ある時、親知らずがある患者さんに例によって「抜きましょう！」と提案したら、「抜きたくありません」と言われてしまい、むし歯のある別の患者さんから「削りたくありません」と言われてしまう、という「事件」が立て続けに起こった。すでに「横柄さ」の芽が顔を出し始めていた私の心の中は黒々とした不満でいっぱいである。

「歯医者に来たら、歯を抜くし、歯を削るでしょ!? 専門家である歯医者が削る必要があるって言ってるのに、専門家の意見が聞けないってこと？ 歯医者には治療を受けに来てるんでしょ？ 抜きたくない、削られたくないいなら、**いったい何しに歯医者来たの？**」

いやぁ、良くない。大森、良くないですねぇ。調子乗ってる。完全に**天狗**ですわ。

この時の私は「歯医者＝治療をする人」になっていて、しかも「俺様は都内で学んだ最高の治療を患者にやってあげてる感」満載の、**大森天狗様**になっていた。

しかし、ある出来事がきっかけで、自分がいかに浅はかだったのかを思い知った。

ディーラーに車の点検に行った時、若いあんちゃんサービスマンにこんなふうに言われたのだ。

「だいぶ〇〇が消耗してるので今すぐ交換が必要です。この後、工場が空いてますのですぐに修理できます。修理始めてもよろしかったでしょうかー？」

いやいや、**よろしくないですよ……。**

だって、このあと髪切りに行かなきゃいけないし、あんまりお金持ってきてないし。そもそも今まで何ともなかったのに、いきなり修理だと言われてもなあ……。

とりあえず修理が必要なのはわかったよ。でも今すぐは無理。てか、勝手に話、進めないでくれる？っていうか、修理はどのくらい緊急性があるのか、修理代はいくらかかるのか、修理しないとどんな不具合が起こるのか、修理しないのであれば普段何に気をつければいいのか、それを教えてくれよ。

あんたはその道のプロかもしれないが、**修理するかしないかは、おれが決めるから！**

ハッ！！！

大森は気付いた。

患者さんも、治療したほうがいいことは理解している。ただし、治療しなかった場合にどうなるのかとか、治療するとしたら、どれくらいの期間や費用がかかるかなどを踏まえた上で、治療するかどうかを、自分で決めたいのだ。結局治療することを選ぶにしても、**ちゃんと納得して治療に入りたい**、というのが患者さんの本心なのである。

私はといえば、患者の最も大切な権利、治療するかしないか決める**自己決定権**を尊重せず、治療しないことを選ぼうとする患者に一方的に腹を立てていた。あー情けない。

患者さんは治療をしたくないわけではない。ただ、**治療をするかしないかは、あくまでも自分で決めたい**のだ。私たち歯科医師は「治療しましょう!」とやみくもに提案しようとするが、あまりに熱意を込めて伝えると、圧となって患者さんに伝わり、治療を強要されていると不快に感じてしまうかもしれない。

良かれと思って治療を推し進めていた大森は、**患者さんの心の準備ができてるのを待つことができていなかった。**本当に必要なのは、治療が必要かどうかを患者自身が判断できるような材料を提示し、患者さんが治療することを納得できるまで、**信じて待つこと**なのだと思う。

あのまま何も気づかず大森天狗様のままでいたらと思うと恐ろしい。**熱意を持つことは大事**、でも**熱意が強すぎると強要になる。熱意のバランスを取る**のは難しい。

4 大森、和を知る

牛久市のつくばセントラル病院に勤務しながら、毎週火曜日は裕正会の品イに勤務する生活をしていた。品イはその間かなり様変わりして、院長だけでも2人、ドクターはトータル5人も入れ代わった。私は週に1回だけコソッと来て自分の患者を端っこの方で診させてもらう影のような生活を送っていたが、様々なドクターを見ると、**本当にドクターの数だけ診療スタイルがあるなぁ**とか、スタッフはそれぞれのドクターに合わせてアシストしなきゃいけないから大変だろうなぁとか、**常勤時代には気付けない学びもたくさんあった。**

W理事長との月一の面談の日は、品川での勤務後に新宿の本院に出向いていたが、面談のたび、彼は決まって、「品イはどう?」と聞いてくる。

「ボチボチです」などとぼやっとした返事しか私が返せないでいると理事長は、

「スタッフの様子は?」とか、

「新しいドクターは馴染んでるか?」とか、

「揉め事はないか?」などと、

どんどん畳み掛けてくる。私がその日に感じたままを報告すると、W理事長はそれをうんうんと聞いてくれた。

そんな面談を何度か繰り返したあとのある日、W理事長が**経営者のあり方**について話をしてくれたことがある。

「経営者が気にすることは**お金**だと思っているだろ?」

そりゃ理事長の仕事は結局**お金の管理**ですから、そう思いますよ(大森心の声)。

「お金は確かに大事だ。経営はお金がないとできない。でも**健全に利益を生み出す職場環境にするためには、『和』がとても大切**なんだ。女性の多い職場では、特に和を大事にすることが重要なんだよ」

だから、理事長はいつもスタッフの揉め事にはアンテナを張り、ドクターがスタッフに嫌な思いをさせていないかをとても気にしていたのか。当時の私はそんな理事長の話を「へー、そんなもんなのかなぁ」というくらいの感覚で聞いていた。

でも自分も経営者になった今は違う。

経営には「和」が必要であることも、組織の「和」が乱れた時の損失は計り知れないことも、そして、壊れやすい「和」を保つことの難しさも、「和」を保つために見えないところで努力する辛さも、すべて身をもって感じることができる。

「経営者の仕事は、**『和』を守る**こと。ただし、**『和』を整えるのは、とても難しい**ことなんだ」

そんな言葉をまるで自分に言い聞かせるように発していた時のW理事長の気持ちを今なら少し理解できる気がする。経営者は、常に**「答えのない問題」**を考え続けなければいけない。

どんなときも**組織のためにモヤモヤ、考え悩み続けること**、それこそが**経営者の仕事**なのだ。

5 大森、先輩になる

2012年度、毎年のように職場が変わっていた私は、**初めて同じ職場での2年目**を迎えた。どんだけ職場変えとんねん！

ただ、同期G君は、異動になったため、後任に**1つ下の後輩ドクター**がやってきた。大森、初めての後輩である。後輩N君はとても人柄は良いのだが、もともと歯科にあまり興味があるタイプではなく、私と事情は違えど、2年目のときに辞めると言い出した「前科者」だった。とはいえ結局辞めてはいないので、どう考えても私よりは罪は軽いのだが、同じ「前科者」だと勝手に認定した後輩N君を私はとても可愛がった。もともと人に教えるのが大好きな上から目線の大森先輩は、彼に歯科のことについて偉そうに教えまくる気満々だった。

ところが、いざ質問を受けると、とたんにモゴモゴすることも度々あった。

そういう時の対応はだいたい以下の４択である。

「えー、それはほら、なんとなくだよ」（明らかにごまかしている）
「経験上、そうなるんだよ」（大した経験は積んでいないくせに）
「〇〇先生がそう言ってたんだよ」（人のせいにする）
「この病院ではこうする決まりなんだよ」（環境のせいにする）

大森先輩頼りねー！

それでもＮ君は何度も私に質問をしてくれた。そして、次第に歯科の楽しさがわかってきたのか、今まで経験のなかった治療にチャレンジするようになった。なんとも素晴らしい後輩である。私は私で、質問を受けると陰でコソコソ調べたり人に聞いたりして、なんとか先輩プライドを保とうと必死になった。いろいろわかった気になっていたが、**彼のおかげで実は何も理解していない自分に気づくことができた**のだ。

人に教えるというのは、相手を成長させるためのものだと思っていたが、実際は**自分の至らなさに気づくためのもの**でもある。**人に教えることで、一番教えられるのは実は自分**なのだ。後輩Ｎ君と仕事をして、**教えることの大切さを学んだ**気がする。

そんな彼は私に**「先生のお陰で仕事が楽しくなりました」**と言ってくれた。

くー、泣かせるじゃねぇか。

あれから10年。彼は今、茨城県の**口腔外科最前線で、口腔がん患者を相手に奮闘する日々を送っている。**

6 大森、傾聴と共感が難しい

そういえば、学生時代に受けた講義で、不思議なものがあった。確かコミュニケーション学、的なものだ。人は辛いとき、悲しいとき、まず「いったい何があったのですか？　聞かせてください」のような「傾聴」を求めるらしい。そして、次に求めるのが共感で、例えば「あなたがそう感じるのも、無理はないですよ」といったのがそれに当たるのだという。

まずは「傾聴」、そして「共感」。このプロセスを経て、人は初めて相手に**信頼感を抱く。信頼関係を構築して**初めて、相手はあなたの話を聞いてくれるようになる。

「だから将来、歯科医師になったら、まず患者さんの辛さを**傾聴**しなさい。そして、患者さんの気持ちに**共感**しなさい。そうすれば、あなたの治療を快く受け入れてくれるでしょう」

うーん。分かるけど、なんか怪しい。


「何があったのですか？」

「それは辛かったですね」

「あなたがそう感じるのも無理はない」

「救われたいのなら、この壺を買いましょう」

「きっとあなたは幸せになりますよ」


……これは完全に**詐欺師養成講座**だな。

とはいえ確かに**寄り添う姿勢は大切**だし、**傾聴と共感は大事な事**だということだけは理解した。いや、理解したつもりだった。

その後大学を卒業して、結婚し、妻が妊娠した。

いよいよ出産となったとき、幸い私は立ち会うことが許され、陣痛で苦しむ妻のとなりで、腰をさすっていた。痛がる妻を前にどうすることもできない私。こんなとき、男は本当に無力である。

ああ、何かできることはないか。

そのときふと、あの時の不思議な講義を思い出した。

そうだ、**苦しんでいる人には、傾聴と共感**だ！


「痛いよねぇ、わかるよ。わかる」

「辛いねぇ、痛いよね、そう思うのも無理はないよ」

懸命に声かけた。

すると妻はひと言。


「まじ、黙っててくんない？」


怒られた。

「傾聴」と「共感」は難しい。大森が理解できるようになるのは、まだまだ先の話になりそうだ。

7 大森、言われる前にやるのが大事

歯科医師としての5年目を迎えた私は、水戸市の**水戸済生会総合病院**に赴任することになった。それに伴い医療法人裕正会も2013年3月末で円満に退社して、2年間続けた品イでの非常勤勤務も終了した。

水戸済生会は500床あるかなり大きな病院で、医師も100名近くいた。歯科口腔外科の規模はドクターは私含め2人、衛生士3人、受付1人、ユニット3台という体制でつくばセントラル病院より小さかったが、病院自体が大きいぶん救急の患者も多く、交通事故による外傷患者や、形が変わるほど顔が腫れ上がった炎症患者など、症例は多岐に渡っていた。

つくばセントラル病院でたくさんの臨床経験を積み、後輩指導も経験していた私は、

「何でもやりますよ☆」

「大森にお任せください☆」

「バンバン私に患者さん振ってくださいね☆」

などと自信満々に息巻いていたが、そんな天狗の鼻はわずか**数日でボキボキに折れた。**

とにかく患者数が多くて忙しい。およそユニット3台で診れるようなレベルではなく、一瞬でも気を抜くと、カルテがどんどん溜まっていく。予約表は朝から晩まで予約が詰まっていて、少しでも滞れば、

後の予定がどんどん押すことになる。しかもパンパンに詰まった予約のスキマに新規の患者がどんどん入れられ、「えーっ、このスキマに名前書きます!?」的な場所にちっちゃく新規の患者の名前が書いてある。ユニット3台のうち2台は医長の先生、1台は私に割り当てられたが、1台回すだけでもめちゃくちゃ大変だった。この病院は基本患者を断ることはしないらしく、恐らく**筑波大学の関連施設の中で一番忙しい病院**だった。

そこの医長がこれまたとんでもない人で、膨大な患者さんを前に顔色ひとつ変えず淡々と診療を進めていく。不思議なのが、あれだけ毎日忙しいのに昼休みがちゃんと取れることだ。お昼になるころにきっちり午前中の診療を終え、決まって「そろそろ飯行こうか」などとお誘いの声が……。

すみません！　おれまだ終わってません！

クールでスマートでクレバーで、仕事は早くて丁寧で、さらに人当たりも良いため患者さんからの評判も高い。まさに**パーフェクトヒューマン**。そんな医長の周りのスタッフも、これまた有能な人ばかり。ヒーヒー汗かいてるのは自分だけで、他の人は皆涼しい顔してテキパキ仕事をこなしている。「この人達は国が極秘プロジェクトで秘密裏に作った**サイボーグ**に違いない」などと考えることも多々あった。

そんな環境で働いていたため、当時の大森にはまるで**余裕がなかった**。ヘトヘトになって家に帰れば、ビール飲んでテレビ見て風呂入って寝る。それ以外は**本当に何もしなかった**。実はその頃、妻は長女を出産したばかりで、初めての育児で大きなストレスを抱えていた。そのせいか、妻と些細なことで揉めることが多かった。

ある日、医長に最近妻と揉めがちなことを相談した。

「おれだって、疲れてるんです！　それなのにいつもプリプリして！　これ、おれが悪いんですか？」

それを聞いた医長はさらりとこう言った。

「**100%お前が悪い。**自分の主張はせずに、何を言われようが自分が悪かったと言い続けろ」

えー、まじかぁ。おれが100%悪いのかぁ……。

なんだか納得できないものの、仕方ないので言われた通り、その日から大森は妻にことあるごとに謝り、**自分の主張はなるべくしない**ようにした。おかげで、険悪だった夫婦関係はしばらくして徐々に回復していった。後日、早速それを報告し、「我ら夫婦の恩人です！」とお礼を言うと、医長はいい機会だと思ったのか、こんな苦言を口にした。

「お前はいつも自分の意見ばっかりだろ。ちゃんと奥さんのこと見てたか？　奥さんの気持ちを考えたか？　奥さんが何して欲しいか察してあげたか？　相手に言われてからやるんじゃなくて、**言われる前にやるんだよ**」

……すみません。

自分のことばかりで、妻のことをまったく見ていなかった大森。自分の気持ちを押し付けるのではなく、まずは相手の気持ちに寄り添い、**先回りして相手の望むことを言われる前にする。**傾聴と共感の本当の意味が少しだけ理解できた気がする。

「言われる前にやる」という考え方はとても大切だ。この職場では、スタッフ同士が指示したり質問したりする場面がとても少ない。おそらく、スタッフ同士が、**「言われる前に、相手の望むことをする」**ことを徹底しているからだろう。サイボーグに見えたスタッフたちは、実は**相手を思いやり、相手の望む行動を、相手が言う前に、先回りして動ける人**たちだった。だからこんなにもたくさんの患者さんを前にしても、冷静にテキパキ仕事ができるのだとわかった。これが本当のチームワークなのだ。

大森は、これまでの自分は、周りが全く見えていない**自己中心的な人間**だったのだと反省した。まだまだ「言われる前に動く」ことはできないが、相手を思いやり、事前に先回りすることの大事さを痛感した。

そういえば、ある芸人さんが言っていた。

「家は休むところではない。夫という仕事をする場所だ」

マジ名言。

8 大森、地元に帰るのが怖くなる

超多忙な水戸済生会での勤務には徐々に慣れていったが、一方で、**「お前は地元である常陸太田市にまだ戻らないのか?」**というリトル大森からの問いかけに悩まされていた。

東京の品川はもちろん、つくば市や牛久市も同じ茨城県内というだけで、地元感はゼロのまったく知らない土地だったが、ここ水戸市は中高落ちこぼれ時代を過ごした場所である。だから、

「もう地元に帰ってきてるってことでよくね?」

みたいな言い訳で、そんな問いかけを打ち消そうとしたこともある。

都会をいくつも経験した村人大森は、いつのまにか大都会水戸を地元と思うようになっていた。**村人の慣れは恐ろしい。**初めて県都水戸に出てきた頃を思い出せ!

また、ある時は、

「歯科医師としてこうして仕事をするのはとても楽しいし、別に地元に戻らなくても仕事はどこにでもあるし、地元にこだわる必要はないんじゃないか?」

とも考えた。**第一、私は歯医者で、医者じゃない。**

でも、今ならわかる。

リトル大森の問いかけこそ、私の内なる願望の表れだったということが。

ただしこの頃の大森は「仮に帰ったとしても**地元に受け入れてもらえない**のではないか」という不安のほうが大きくて、その願望に蓋をするのに必死だった。


華麗なる医師家系の大森家長男が**どんな顔して歯医者として帰れば良いのだ**？


「大森さんとこの息子さん、医者ダメだったんだってねぇ」

「我ら村民が求めているのは医者だ！　歯医者を求めているわけではない！　歯医者は都会へ帰れー！」

「歯医者はおらさの村から出てけー！」


大森のネガティブな妄想はどんどん広がる。完全に**自意識過剰のイタい奴**である。


あの頃の大森に今こそ言いたい。

「地元はあったけぇぞ」

「十数年振りに帰ってきても、同級生は**あの頃と同じように接してくれるぞ**」

「みんな、歯医者出てけーだなんて、思ってねぇぞ。ちゃんと**受け入れてもらえるぞ**」

9 大森、2つの目標を決める

歯科医師になって6年目となる2014年の4月からは、**北茨城市の北茨城市民病院**に赴任することが決まった。しかも今度はいよいよ歯科口腔外科の**医長**という立場である。

ただし当時私は33歳。結婚して一人娘もいる。そろそろ人生、どういう方向に進むか考えなくてはならない時期だ。何かの本で、**人生の方向性は35歳までに決めるべきだ**と書いてあった。そうなると、今こそ自分の人生と向き合わなくてはいけない。

私の中に浮かんだこの先の方向性は3つあった。

①地元で**開業**する。
②この先も病院歯科で**口腔外科**を続ける。
③大学院に進学して、**研究**をする。

もともと学生の頃からずっと①は考えていた。しかし、**医師ではなく歯科医師である自分が地元に戻ることにはまだ抵抗を感じていた。**だから場合によっては、地元ではなく、他の場所での開業という可能性もあるのかもしれない。

これまでやってきた**口腔外科**を続けられるという意味では②も悪くない。なにより、勤務医であれば、金銭的なリスクを負う必要はない。また将来的に口腔がん治療など高度な手術ができる口腔外科医も目指せるかもしれない。

③には、いろいろ動機がある。まず、**親父も学位（博士号）を持っていた**こと。私も地元に帰るのであれば、せめて先代と同じ学位を取ってから帰りたいという思いがある。そして、**学位があると教育上のメリットが大きい**ということもある。親父は学生指導を定期的にしているが、**学生を指導する要件に、博士号を持つこと**が求められる。親父に学位を取って良かったかと聞いたとき、「取った当初は、学位なんてなんの役にも立たないと思っていたが、**学生指導する立場になって初めて取って良かったと思っている**」と言っていた。また、全く別の話で、ある歯科界の著名な先生とお酒を飲んだときに、「君、学位だけは絶対取っておきなさい。私は学位を持ってないんだ。だからどんなに学生に教えたくても、教育する場を用意してもらえない。あのとき取っていれば、と今でも後悔しているよ」とも言っていた。

過去に教員になりたいと思っていた私は、**博士号がないせいで教育する機会を失うのは避けたい**と思っていた。今の自分にまだ経験のない研究分野で新たな面白さ、やりがいを感じてみたいという気持ちもある。そして大学院にチャレンジするとしたら、**年齢的に今が最後のチャンスなのかもしれない。**

最終的にどれを選ぶのかは一旦置いておくとして、今の自分にできることは何だろう？

まずは北茨城市民病院の歯科口腔外科医長として、診療科を仕切る立場になり**組織をまとめる力**を身につけること。また、常陸太田市と同じような人口構成である北茨城市で、どのような患者が多く、どのような治療の**ニーズが高いか見極める**こと。これは地元で開業した場合にとても役立つと思う。

また、北茨城市民病院内で十分な口腔外科治療ができるように、**手術室や病棟と連携できる体制を整える**こと。そして北茨城市民病院を口腔外科学会の認定施設にできれば、将来的には口腔がんなどの大きな症例のオペも可能になるかもしれない。これは「病院歯科で口腔外科を続ける」と決めた場合、必ず必要になってくるし、私がやらなかったとしても**後に続く先生のためにもなる**と思う。

また、仕事をしながらでも、大学院に通うことはできる。大学院は4年ある。4年後の私は37歳。35歳は少しオーバーするが、浪人したことだし少しくらい遅いのは良しとしよう。

こうして、**2つの目標**が決まった。

1、北茨城市民病院での医長としてできることはすべてやり、**口腔外科学会の施設認定を受ける**こと。
2、社会人大学院生として研究に携わり**学位を取得する**こと。

2つとも、とても大変な目標だ。

でも、必ず達成させてみせる！
そして、**大学院の終わる4年後までに人生の方向性を決める**んだ。
私はそう決心した。

10 大森、医長になる

北茨城市は、茨城県の最北端、福島県いわき市の南側に位置する、**人口4万人**ほどの田舎町だ。県都水戸までは約70㎞、高速を使えば1時間ほどの距離である。海と山に囲まれた、とてものどかな地域で、夏は涼しく、冬も暖かい。とても過ごしやすい地域である。漁港も近くにありおいしい海産物が豊富だ。茨城の鍋と言えばあんこう鍋だが、特に北茨城市のあんこう鍋は知る人ぞ知る絶品グルメ。温泉旅館や民宿も多いため、観光地としてもそこそこ有名な場所である。当初は水戸から通勤することも考えていたが、思い切ってその地域での生活を知ろうと、家族で北茨城市へ引っ越した。

そんな北茨城市の北部にある**北茨城市民病院**は、病床数が約２００で常勤医師は15名ほどの小規模な病院である。

常勤医のいる診療科は内科、外科、小児科、産婦人科、歯科口腔外科のみで、医師の足りない診療科は数十名いる非常勤の先生が来て対応していた。歯科口腔外科に関して言えば、衛生士は３人いるものの常勤の歯科医師は**医長でもある私だけ。**地方の病院は非常勤の先生のおかげでなんとか診療科を維持できている現実があるのだ。

赴任した日に聞かされた院長の言葉は今でも覚えている。

「この地域は医師の数が圧倒的に少ない。医療が充実しているとは言い難い。**病気になってもすぐに治療を受けられるとは限らない。**だから、この地域では**病気になってはいけない**のだ。だから、我々医師は、治療をすることだけでなく、地域への啓蒙活動も大切な仕事になる」

まじか。そこまで**地方の医師不足は深刻**なのか。

「**良い患者、悪い患者というのはない。**同じ患者でも、場所によって態度を変えたりする。大学病院では何時間でも待つ患者が、市中病院ではいつまで待たせるんだと怒り出し、町医者に行くと、かかりに来てやったと言い出す。患者はその場所に応じてキャラクターを使い分けている。しかし、どんな場所であれ、**患者に寄り添う気持ちが伝われば、ほとんどの患者が『良い患者』になる。**この地域は、最初はとっつきにくい患者が多いと感じるかもしれない。でもすぐに『悪い患者』と判断してはいけない。私はこの地域の患者層はとても良く、協力的な人が多い地域だと思っている」

危ない危ない、地域柄とかで患者を判断するところであった。

「少ない医師で地域の医療を支えていかなければならない。だから、医局の先生たちは、『**みんなで診る**』という意識を持ってほしい。**助け合い、協力し合う精神を大事にしてほしい**」

なるほど。歯科はちょっと当てはまりにくいかなぁ。でも他科との協力的な姿勢は意識しよう。

今まで勤めていた病院と比べると規模は小さいものの、歯科口腔外科には頼れる先輩どころか、同僚もいない。正直なことを言えば、これまでにない環境に不安と楽しみが入り混じっていた。何より、大学6年以来の、〇〇長である。責任重大だ。あの時と同じミスは繰り返せない。大森の歯科医師6年目は、**自分自身に気合いを入れるところから始まった。**

11 大森、大学院に入る

北茨城市民病院に赴任すると同時に、私は**社会人大学院生**として、**筑波大学大学院**に入学した。

医学には大きな3つの柱というものがあり、それは**「臨床」「研究」「教育」**である。**「臨床」**で目の前の患者さんを救い、**「研究」**で新たな知見を得て、**「教育」**で次の世代につなぐ。医学の世界ではこの3つのスペシャリストを輩出するのはもちろん大事な事だが、一つに偏ることなくその

3本柱のバランスを保つことも大事だと言われている。

1、**臨床**を通じて患者さんを見る目線がなければ、医療の発展に繋がる**良い研究**はできない。

2、**研究**する探究心がなければ、学生に**良い教育**や**指導**はできない。

3、**後進**を育てる気持ちがなければ、**次の世代**の患者さんを支えることはできない。

一見まったく違う領域のように思える3本柱だが、実は**3つとも兼ね備えて初めて一流の医学者と呼べる**のだという。**なんて素晴らしい文化**だろう。

大森に足りないものは何か考えた。

「臨床」は普段から治療しているのでなんとなくわかる。「教育」も好きな分野だしなんとなくわかる。で、「研究」?? **「研究」ってなんだ?** したことないぞ。明らかに3本中、1本が欠けている。これはまずい。

これでは地元民に、ただでさえ医者ではなく歯医者なのに、「二流の歯医者が帰ってきやがった」とか言われかねない。(被害妄想)

そんなわけで私は**「研究」**というものを学びに大学院に行くことにしたのだ。

私が所属したのは、スポーツ医学系の研究室でメンバーは医者、歯医者、臨床検査技師、理学療法士、スポーツインストラクター、体育教員、元プロ野球選手など、実にさまざまな職種の人がいる研究室だった。

国籍もバラバラで、日本、韓国、北朝鮮、中国などアジアが中心だったが**インターナショナル**な環境だった。

教室全体の研究テーマは、**「運動と健康」**

広っ！　何それ。広すぎでしょっ！

そんな中、まず院生がしなくてはいけないのは、教室のテーマと関連付けた**自分自身の研究テーマを決めること**だ。

さて、自分は何を研究したいのか。

うーん、テーマ、テーマ、テーマ……。

「運動と健康」ねえ。

確かに運動は体に良い。

運動みたいに、体に良いことをすれば健康になる。

そして歯磨きは大切だ。

なぜなら歯が丈夫だと健康になれるからだ。

そして**歯を失う原因第1位は、歯周病**だ。
閃いた！

「運動と歯周病」


うん、これはあまり聞いた事がないぞ！　これで行こう！　たぶん新しい発想だ！

かくして、大森は**「運動と歯周病」**をテーマに研究を始めることになった。

12 大森、風呂での出会い

北茨城市民病院で医長として奮闘していた私は、**病院歯科の役割**について日々考えていた。

病院歯科の役割は、大きく2つある。

一つは**地域の口腔外科**としての役割だ。近隣の開業医からの紹介を受け、一般歯科では対応が難しいケースの対応をすること。例えば、深い位置に埋まった親知らずの抜歯や全身麻酔を必要とする外科処置など、地域の口腔外科治療の担い手としての役割がある。

もう一つは、**病院の中のいち診療科としての歯科**の役割だ。他科の先生からの紹介を受けて、内科や外科など、他科で治療中の患者さんの歯科治療や、入院している患者さんの歯科治療など、病院内の歯科治療の担い手としての役割がある。

私なりの努力のかいあって、北茨城市民病院も徐々に近隣の歯科クリニックから数々の紹介をいただけるようになり、地域の口腔外科としてある程度の役割を果たせるようになっていた。また、院内他科の先生からの紹介で、全身疾患の患者さんの治療もしていたので、院内歯科としての役割も同様に果たせていたと思う。


しかし、あまり手をつけられていなかった場所がある。

それは、**病棟**だ。

病棟との連携があまりできていなかった。

入院した患者さんのお口の状態は、基本的に病棟看護師が管理する。しかし、病棟看護師の業務は、入院患者の全身を管理することであり、口の管理はさまざまな管理項目の中の一つにすぎない。そもそも歯科の専門家でもないのだから口の中をしっかり管理するのは現実的に難しい。普段口の中を見慣れている訳ではないためトラブルがあっても気付きにくいし、何をもってトラブルと判断すれば良いかさえわからないだろう。何より、認知症が進んだ方や、非協力的な方は、咬んでくる恐れもあるため、恐る恐る口の中を見ている状況だ。

つまり看護師にとって、**入院患者の口の中を管理することは想像以上に敷居の高い**ことだった。

病棟から歯科に連絡が来る頃には、すでに口の中の状態が相当悪くなっていたりすることが多い。おそらく、

どの時点で歯科に連絡すればいいのか、病棟側もよく分かっていなかったのだと思う。私たちも、事前に連絡をもらえれば対応できるのだが、上記のような理由で問題が発覚しにくく、気付かれにくい。連絡が来なければ私たちは動くことができない。そんな状況だったため、歯科は病棟になかなか関われない時期が長く続いていた。

正直なことを言えば、近隣からの紹介患者の対応や他科から紹介された外来患者の対応に追われ、なかなか病棟にまで気を回す余裕がなかった、という事情もある。もしかしたら、歯科外来の忙しい状況に忖度して、病棟の人たちも歯科にあまり連絡できなかったのかもしれないし、私たちがそのような雰囲気を作ってしまっていた可能性もある。

北茨城市民病院に赴任して2年目の新任医師の歓迎会のときの出来事である。

この病院の歓迎会は温泉地という場所柄、旅館で行うのが通例だった。旅館の宴会場でお酒を飲みながらご飯を食べるところまでは普通の歓迎会なのだが、会が終盤に差し掛かると、旅館の店員さんがタオルを持ってきてくれる。

「そろそろ、お風呂はいかがですか?」

なんと、**風呂付きの歓迎会**なのである。もちろん、風呂に入るか入らないかは任意だが、右も左もわからない新任の先生たちは、ほぼ初対面の状況で他科の先生と裸の付き合いをすることになる。

私も赴任直後の歓迎会で、まさか**院長と一緒に露天風呂に入る**とは思わなかった（笑）。
私はこの**裸の付き合いの文化**がとても好きで、他科の先生とコミュニケーションを取るいいきっかけになると思っている。

その日も酔いを覚まそうと露天風呂に行くと、若手の内科の先生が私に声をかけてきた。私より1つか2つ下のバイタリティ溢れるイケイケのドクターだ。聞くところによると、彼のお兄さんは歯科医師ということで、歯科に対する理解がとても深い。

医者は歯科のことを良く分かっていないこと、入院患者の肺炎予防に口のケアが効果的であること、これからは病棟に歯科が定期的に出入りするのが当たり前の雰囲気にしていかなくてはいけないと考えていることなどを、熱い風呂の中でアツく語ってくれた。私も病棟への関わり方をどうしようか悩んでいたこともあり、いろいろ話をさせていただいた。

「先生、一緒にチーム立ち上げません？」

ん？　なんの？

「**口腔ケアチーム**、やりましょうよ」

おー　まさにやりたかったやつ。

是非、やりましょう！

こうして、私と内科ドクターは、**口腔ケアチーム**を立ち上げることになった。

13 大森、根回しが大事

歓迎会の風呂で熱いトークを交わした私と内科ドクターは、口腔ケアチームをどうやって立ち上げるかについて、その後も日々話し合っていた。

同じく風呂にいた院長には、その日のうちに報告済み。

のぼせて真っ赤な顔の院長は、「いーよいーよ、どんどんやっちゃって」と言って下さった。つまり、後ろ盾はバッチリだ。


まず、必要なのは**現場の理解**だ。いきなり歯科スタッフが病棟に行って、「患者さんの口の中見まーす」ではあまりに感じが悪すぎる。抜き打ちチェックじゃないんだから。

「何よ、私たちの仕事にケチ付けるって言うの！」と、看護師たちの暴動が起きてしまうかもしれない。それでは歯科との距離はますます遠ざかってしまう。さて、どうしよう。

組織において、物事を始めたり決めたりするときに、配慮すべきことがある。

それは、関係する人たちへ、事前に説明して回り、おおかた納得していただいておくこと。いわゆる**「根回し」**だ。

これはめちゃくちゃ大事である。

なぜなら、組織の中で大体トラブルになる事象の多くは、**「私、聞いてません」**から始まるからだ。そうなると、進めたい話もなかなか進まなくなってしまう。ややこしいケースだと、事前に話しておくより何倍も労力が必要になり、説明と謝罪に追われることになる。それを痛感した私の実体験は、第V章の「大森、買い方を考える」でぜひ確認していただきたい。

しかし、私はこの**「根回し」**というやつがとても苦手である。いつ誰に何を言わなきゃいけないのか、よくわからない。ここで頼りになったのが、風呂で語った例の内科ドクターである。彼はその辺の事を熟知している人で、いつ誰に何を話すべきか、的確にアドバイスしてくれた。**彼はきっと出世するタイプだ。**

北茨城市民病院には全部で4つの病棟があるが、まずは看護部長さん、各病棟の師長さんへ、なぜ歯科が病棟に出入りしたほうがいいのか、出入りすることで患者さんだけでなく、現場の看護師さんにどんなメリットがあるのかを説明して回った。また、各病棟で看護師さん向けに講習会を行い、口腔ケアの基礎知識も共有した。どの師長さんも好意的に受け取ってくれ、各病棟に口腔ケア担当ナースを配置してくれることになった。ありがたい。

根回しって素晴らしい！

各病棟への根回しを済ませ、了承をいただいたところで、次は月1の病院全体会議で説明することにした。各部門の長を前に説明するのはなかなか緊張したが、何せこっちには院長の後ろ盾がある。強気のドヤドヤ説明がことのほか功を奏し、全体会議でもあっさり了承していただいた。

いきなり口腔ケアが始まると、患者さんは何事かと疑問に思うかもしれないとのことで、事務方で入院書類の中に「口腔ケアのお知らせ」の紙を挟んでくれたり、掲示してくれたり、病棟での周知をしてくれたり、さまざまな面で協力してくれるようになった。ありがたい。

根回し、根回し、素晴らしい！

次は医局会という、勤務する医師が集まる会でも説明する機会をもった。口腔ケアによる、肺炎の発症頻度の低下や、入院日数が減るとの報告があることを説明し、医局の先生方の患者さんのお口の管理を歯科にも介入させてほしいと提案した。他科の先生方の感触も良好で、了承してもらえた。入院前に外来で説明してくれると言ってくれた先生もいた。ありがたい。

感謝、感謝。根回し、根回し。

もちろん歯科スタッフへも「今度から病棟に出入りして口腔ケアを始めますよ」とドヤドヤ顔で説明した。するとスタッフの1人から、

「病棟に私たちが出入りして邪魔にならないですか？　前に行ったときは、みんな忙しそうで声掛けられなかったんです。病棟の看護師さん、なんか怖くて」

との不安の声が。

いやいや、大丈夫、大丈夫！

こちとら、どんだけ根回ししたと思っとんのじゃい！

かくして内科ドクターとの「裸の作戦会議」から3ヶ月が経った2015年7月、歯科医師、歯科スタッフ5人、病棟ナース4人、合計10人のメンバーからなる口腔ケアチームが立ち上がった。歯科スタッフがこぼしていた不安はうそのように、病棟ナースと歯科スタッフが口腔ケアについてさっそく活発な議論を交わしている。病棟に歯科スタッフが出入りしても、**怪訝な顔をする人など一人もいない。**

根回し効果、恐るべし！

組織で何か新たな事を始めようとすると、どうしても時間がかかる。関わる人の数が増えるほど、各所に丁寧な説明が必要になるものだ。チームを立ち上げるために、**何回同じ話をしたかわからない**。色んな場所に行っては**同じ話を何度も繰り返した**。しかし、事前に**しっかり時間をかけて各所に説明して回った**分、チームが軌道に乗るまで、そんなに時間はかからなかったように思う。

あれから8年以上の月日が経つが、私が去ったあとも北茨城市民病院の口腔ケアチームは継続しているようだ。当初のメンバーはかなり入れ替わってしまったが、今日も歯科スタッフが病棟に出入りして、看護師と協力して口腔ケアを行っている。

立ち上げに関われた大森は、少しだけ誇らしい気持ちになったそうな。

めでたし、ねまわし。

14 大森、いろんな人に教える

口腔ケアチームを立ち上げるにあたり、各病棟で看護師向けに口腔ケアの**ミニレクチャー**をすることになった。そもそも看護師は3年ないし4年の学生生活の中で、歯科について習う時間はほんの数時間だと聞いたからだ。

自分の学生時代を思い出す。

コマ数の少ないマニアックな授業の記憶なんて……、

ゼロ。

何も覚えていない。

おそらく多くの看護師にとっても歯科の知識はその程度のものなのだと思う。歯科の授業があったことすら覚えていないかもしれない。そんな相手に、「上顎7の遠心部にはプラークが付着しやすく、歯頸部はスクラビング法とバス法を併用してブラッシングするようお願いします！」なんて、言ったりすれば、すぐにうんざりされて、おそらく次の日から歯科は無視されるようになるだろう。それだけは避けなくてはいけない。

そこで、**まったく歯科のことを知らない一般の人でも分かる**ような、基本的な内容の講義にすると決めた。もし、易しすぎる内容で「先生そのくらい知ってますよ！」と言う人がいたとしても、なんぼのもんじゃい！　**知らない人がいるよりはよっぽどマシだ！**　と、開き直って準備することにした。

まず、そもそも**歯は何本**あるのか。

歯にはどんなトラブルがあるのか。

多くのトラブルの原因となる細菌の塊、**プラーク**とはどんなものなのか。

プラークが原因で引き起こされる**歯周病**という病気はどんな病気で、**全身**にどんな影響を及ぼすか。

歯周病の悪化を防ぐために、**どのようなケア**が必要か。

ケアをする医療者側は、何に**注意**すればいいのか。

などなど、一般の方が聞いても理解できるくらい**なるべく簡単**に、**専門用語を使わないよう**気をつけながら、ときにはイラストを使って、ときには身近な例を出して、ときには実例写真や動画を付けたりして、**わかりやすい資料**を作成した。
最後にはお得意の
「あなたの歯はいくら?」
よしよし、これでオッケー。きっと伝わるだろう。

その日から、私は各病棟でこの資料を使って**ドヤドヤ講義**をする毎日を送った。

改めて感じたが、人に何かを教えるのは本当に楽しい。**自分のもてる知識や経験や情報が、相手の生活や仕事をより良くする可能性がある**からだ。もともと教員になることも夢の一つだった私にとって、誰かの前で講義する時間は楽しいひとときであった。私が話す、受講者がうなずく、質問を受ける、必死に答える、終わった後に反省点を探す、ブラッシュアップする。この一連のことがすべて楽しい。**私には向いていたようだ。**

高校時代、私はまったくと言っていいほど授業を聞いてなかった。もちろん、私にやる気がなかったのも一因だが、そもそも授業がわかりにくくて理解できず、まったく付いていけなくなったからだ。中には生徒に理解させる気などないような、まったく意味不明な授業をする教師もいた。そんな教師に限って点数の悪い生徒を叱ったりする。当時は、頭の出来の悪い自分が悪いと思っていた。

しかし、予備校に入り、それが自分の頭のせいだけではないことに気づいた。予備校の講義は、とにかくわかりやすく聞いてて楽しかったのだ。よくカリスマ講師は口が上手いだけとか、テンションが高いだけとか、服装が派手なだけとか、色々ディスられたりするが、私はそれだけであんなにたくさんの若者の心を掴むことはできないと思う。私の感覚だが、カリスマ講師に共通することは、**その科目への深い愛情があり、その科目を教えるのが楽しくて仕方がなく、その科目の魅力をなんとか生徒に伝えようとする、授業への熱い思いがある**ことだと思う。説明が回りくどくても、滑舌が少々悪くても、**熱意が伝わってくる講義はどれも面白かった。**

生徒が寝てしまうのは、たぶん教え方の問題で、生徒のやる気だけの問題ではないと思う。私がそうだったように**楽しい授業なら生徒は寝ない**のだ。声のトーンや言葉の言い回しはもちろん大事だが、そんな小手先のテクニックより、**どれだけ熱意を込めることができるか**が大切で、**聞いてる人にはきっ**

とその熱意が伝わるのだと思う。

看護師への講義を皮切りに、病院内外でのさまざまな講演依頼をいただけるようになった。北茨城市や常陸太田市での市民向けの講演、NPO法人での地域住民向け講義、病院での新人スタッフ向け講義など、たぶんこれまで十数回以上話す場を用意していただいたと思う。ありがたい話である。

最近では、衛生士学校の学生向け講義や、常陸太田市の医療介護系に進学を考えている高校生への授業をする機会もいただけた。**こんな形で教員になる夢が叶えられるとは思わなかった。**人生何が起こるかわからない。そして2023年6月には、大都会東京で、100人以上の歯科関係者を前に講演するという、まさかの大きな経験をすることができた。

たまに、講演を聞きながら眠そうにしている人を見かけるが、**その人の眠気が飛ぶような熱意を込めて、これからも伝え続けていきたいと思う。**

ああ、教えるって、楽しい！

15 大森、学会発表する

大学院の研究が進んでいくと、「これまでの取り組みをまとめて発表しよう！」という流れになる。

いわゆる、**学会発表**ってやつだ。

当たり前だが、研究をしてるのに発表しないとしたら、何のための研究かわけがわからない。お前は一体何をしているのだ？　自己満か？って話になるので、学会発表は大学院生の大事な「業務」の一つなのだ。

私が所属していた研究室の大学院生は、学会で発表した内容を元に、細かな内容を加えて論文を書く流れになっていた。また大学院の修了要件に、「論文を執筆し海外の雑誌に投稿して受理されること」がある。

つまり学会発表こそ、**論文執筆の第一歩**なのだ。逆に研究室サイドは学会発表の数や論文の数が実績となるため、大学院生が数々の学会発表や論文投稿をすることを求めることになる。そのため、研究室のメンバーに対してはテーマとなりうる題材を積極的に提供してくれる。

まさにＷｉｎ－Ｗｉｎの関係である。

私は過去に、茨城県の歯科医学会や日本口腔外科学会など、様々な学会で発表した経験があった。通常は自分の専門分野で発表するのが一般的であるが、そんなホームの学会発表でも、脇汗でシャツの色が変わるくらい緊張する。私は教えるのが好きだと言ったが、**発表はあまり得意ではない**。なぜなら、発表する相手は私より**知識が豊富で賢い人ばかり**だからだ。中途半端な事を言うと、**怒られるかもしれない**。

「どうしてこんな発表をしようと思ったんだね？」

「そもそも、この調査に意味はあるのかね？」

「過去に同じような発表があったことを、まさか知らなかったのかね?」

こんなん言われたらどうしよう。

怖い、怖い。

市民向けの講演ならこんなこと言う人は絶対いない。

しかも私は**「運動と歯周病」**という、かなりざっくりとした内容の研究をしていたため、まったく畑違いの「日本体力医学会」という学会で発表することになった。1000名以上の参加者のうち、**歯科医師はほんの数名いるかいないか。**もしかしたら私だけかもしれない。完全アウェー。

やばいよ、やばいよ。

学会発表はだいたいどこも形式が決まっていて、時間は5~6分、15枚程度のスライドを作成し、「背景」「目的」「方法」「結果」「結論」という形で発表をする。1枚のスライドあたり20~30秒。原稿にして100~200文字くらいだろうか。発表することが決まると、数ヶ月前から作成を始め、上司の先生からチェックとダメ出しを受けながら心血注いで作り上げる。

しかし、**体力医学に詳しい歯科医師はいない。**なぜなら、歯科医師が参加しない学会だからだ。とにかくスライドをまとめ、大学院の先輩歯科医師と、あーでもない、こーでもないと話しながら、なんとかスライドを作り上げた。しかも場所は**和歌山県**。これまた生まれて初めて足を踏み入れるその地で、「日本体力医学会」は行われた。

発表の前日は和歌山駅前の居酒屋で「どうにでもなれっ！」と、不安な気持ちを打ち消すため**浴びるように酒を飲み**、気がつけば滞在先のホテルで**気絶するように寝ていた**。（あまり記憶にないが、潰れた大森を仲間がホテルまで引きずるように連れて行ってくれたらしい。あー最低）

そして発表当日。相変わらず私の脇汗は止まらない。歯科医師として、**全く知らない場所**で、**全く知らない学会**で、**全く知らない人**に発表する。

うん、キツい！　やばいよ、ヤバいよ。

上から下までビショビショになりながらなんとか発表を終えた大森は、質問を受けるのが怖かった。しかし蓋を開けてみれば、**意地悪な質問をする人は誰もいなかった**。座長の先生も、「新しい分野の研究で、この先が楽しみです」と**ありがたい言葉**を言ってくださった。

今考えれば、まったく別分野の人に意地悪な質問をする人などいるはずがない。なぜなら、知らないことには誰も質問できないからだ。厳しい質問はむしろ自分の専門分野で聞かれる方が多い。だって、その分野に詳しいんだから。当たり前だ。

ただ、発表を通じて感じたことがある。発表をして、その分野の先駆者の意見を聞くことは、**自分の研究や調査の方向性が間違っていないかを確認する**のに、なくてはならないものだと思う。好き勝手に発言することが許されてしまうと、世の中ガセ情報で溢れてしまうことになる。この発表内容は、**本当に正しい情報だろうか、間違った見方をしていないだろうか、矛盾はないだろうか**、この報告は**誰かの役に立つのだろうか**など、自分の考えを別の視点から振り返ることができる。そういった意味では、自分のしてきたことを振り返るいい機会になる。

たぶん座長の先生は、発表をする準備の大変さや、この場に立つ緊張感をわかってくれたのではないだろうか。「この先が楽しみです」と言ってくれたときの、先生の優しい顔は今でも覚えている。学会発表の文化の根底には、**発表者へのリスペクト**があると思う。

学会発表はとても緊張するし、批判が出るかもしれないという不安を感じるものだが、終わったあとの充実感はめちゃくちゃ大きい。**学会発表の醍醐味はこの充実感にある。**

無事に発表を終え、大森の大学院生活はいよいよ論文作成の段階に入った。

16 大森、口腔外科の認定を受ける

実は北茨城市民病院の歯科口腔外科には**とても大きな問題**があった。それは口腔外科なのに、**入院や**

手術ができないことである。せっかく設備の整った新病院を建設したというのに、歯科の入院のシステムがごっそり抜け落ちていて、設備はあるがシステム上入院させられない、手術ができないという事態になっていた。これでは、**口腔外科学会の施設認定を受けるなんて夢のまた夢**である。

さて、どうしよう。

口腔外科学会の認定（正確には准認定）を受ける要件は、**指導医が定期的に勤務**していて、かつ**年間で全身麻酔下での手術件数を20件以上、入院件数を30件以上**行っていること、となっている。

私が赴任した当時は、以前筑波大学の教授も務めた**とても偉いY先生**が非常勤で勤務されていた。業界では名の知られた著名な先生で、教科書の執筆もされてたことがあるらしい。この先生は**口腔外科学会の指導医**の資格も持たれていたので、北茨城市民病院の歯科口腔外科も**この点だけは認定の要件をクリア**していた。

Y先生と初めて会った時の緊張は今でも思い出す。見た目は、とても大きな体、鋭い目付き、若かりし頃の安西先生（@スラムダンク）のような雰囲気。一言で言うと、とても怖い。**ヘラヘラしたおれとか、たぶん嫌われるタイプ**。やばいやばい。

ところがいざ一緒に働き始めると、イメージとは真逆の先生で、私の不安は杞憂に終わった。こちらの質問には何でも答えてくれるし、若手の気持ちを理解してくれるし、酒と猫をこよなく愛する、とにかく優しい先生だった。また、とても偉い先生にもかかわらず、**偉ぶるような素振りは一切見せたことはなかった。**

「僕はただの非常勤だから、医長の君の方針に従うからね！」とか、「大森君、このケースは君の方が得意だろうから君がやってね！」とか、「はー、器用に歯削るもんだねぇ。僕にはできないなぁ」とか。

元教授だとは思えないくらい、とにかく腰が低い。聞くところによると、現役時代はとても厳しくて有名な先生だったらしい。現役を知る人からはとても驚かれたものだ。

もしかしたら、教授職という責任ある立場にいたことで、**組織を守るために敢えて厳しく振る舞うこと**を求められていたのかもしれない。責任ある立場から離れたことで、本来の穏やかな人柄が出ていたのかもしれない。いずれにしろ現役時代を知らない私は、**この穏やかな大先輩、元教授のY先生がとても好きになった。**

北茨城市民病院の歯科口腔外科はシステム上、入院や手術ができないことを相談すると、**「大森君が手術をやりたいというのなら、僕は協力するよ」**と心強い言葉をいただけた。院長や事務長など病院の経営陣と歯科口腔外科の入院システム導入をお願いする交渉の場には、Y先生も同席して下さり、口腔外科には手術ができる環境が必要であることを一緒に伝えてくれた。

紆余曲折を経て、新病院への移転から遅れること約2年、2016年秋にやっと歯科口腔外科の入院システムを導入することが決定した。病院で手術ができるシステムを整備するのがここまで大変だとは、ここまで時間がかかるものだとは思わなかった。Y先生のお力添えがなければ、**実現できなかったかもしれない。本当に感謝しています。**

手術できるシステムが整ったからと言って、**すぐに手術ができる訳ではない。**いつ患者さんが手術してもいいように、手術室や病棟スタッフ、他科の先生との**ミーティングや擦り合わせ**が必要になる。また、実際に使用する手術用の機材の準備、他科との兼ね合いを見て手術日や時間などを決めるなど、細かな打ち合わせだって必要だ。外来から入院に送る流れや、病棟での術後の管理方法、術前検査や医科外来受診など、様々な項目も**ルール化**して決めなくてはならない。幸い、院長を始め関わったスタッフは、せっかく新たなシステムが入るのだからと、歯科の手術を軌道に乗せるために協力的に準備してくれた。本当に感謝しています。

院内の環境が整ったところで、次の課題は手術適応となる**患者さんを集めること**だ。口腔外科の手術を要するケースは、主に**近隣の開業医の先生方からの紹介**で成り立つ。しかし、実績のない私がいきなり紹介をいただけるはずもない。そこで、近隣の市の歯科医師会の会合に積極的に参加して、ご紹介いただけるよう定期的に挨拶に回った。歯科医師会の先生方もとても協力的で、北茨城市民病院で手術ができるようになったことを歓迎してくれるような雰囲気だった。お陰様で、**数多くの患者さんをご紹介い**

ただけるようになった。本当に感謝しています。

こうして2016年秋から始動した歯科口腔外科の手術は順調に件数を重ね、2017年度には規定の手術件数20件以上、入院件数30件以上をクリアする。そして、2018年10月には、めでたく、**北茨城市民病院は口腔外科学会の准認定施設になることができた。**

やったー!

「おいおい大森。**また盛ってるな。**そんな都合よく協力的な人ばかり現れるわけないだろ! そんな順調にいくわけないだろ? 作り話も大概にしろ!」

そう思う人がいても無理はないと思う。卒後10年にも満たないペーペードクターが何か訴えても、スルーされるのがオチだろう。でも田舎って、たぶんどこもこんな感じなのだ。田舎はとにかく若者が少ない。だから**若者の意見を聞いてくれる**のだ。田舎では、若者が何かを始めようとすると、若者が何か頑張ろうとすると、本当に**皆さん協力的**なのである。嘘だと思うなら、**一度田舎に来てみなさい。**マジでオススメです。

その後Y先生とはいくつかのオペをご一緒したが、その中でも忘れられないケースがある。**エナメル上**

皮腫という顎の骨にできる腫瘍の手術で、患者さんは**30代の若い男性**だった。レントゲンでみると、おそらく右半分の顎の骨がほとんど残っていない状況で、流石にうちでは対応できないだろうと、大きな病院へ紹介することも考えた。

Y先生に相談すると、**「大森君、できるよね？」**と言われた。こんな大きな手術の経験はないし、自信もない。でもY先生が一緒にオペしてくれるなら、**もしかしたらできるかもしれない**。私の中で火が付き、ここ北茨城市民病院でオペすることに決めた。

術中、ものすごい量の出血があっても隣でY先生が「大丈夫、大丈夫」と言ってる姿を見て**平常心**を保つことができた。顎の半分を取らなきゃいけない可能性もあったが、なんとか顎の骨を温存して手術を終えることができた。

術後数週間は柔らかい食事しか摂れなかった患者さんも、その後は普通に食事を摂れるようになった。数ヶ月経つ頃には、顎の骨が順調に戻ってきているのも確認できた。

2023年現在も、定期的に経過を診させてもらっている。**再発の可能性は、今のところなさそうだ。**

あのとき、この患者さんの手術をY先生と一緒にできた経験が、私の**口腔外科医としての自信の源**になっている。

17 大森、学位を取る

2017年、私は**大学院4年生**になっていた。

大学院の主なスケジュールは、1、2年生で**テーマ**を決めて研究を進め、何度か学会発表を行い、3年生の時に**中間審査**で研究の進捗を報告、4年生の夏に**予備審査**、冬に**最終審査**を受けることになる。冬の最終審査を受けるためには、海外の**インパクトファクター**（IF）のある学術雑誌に**アクセプト**（掲載決定）されていることが条件となる。

インパクトファクターとは、その雑誌の論文が、他の論文にどのくらい引用されたかを示す数値で、雑誌の影響力を示すものである。マイナーな雑誌や新しい雑誌にはIFの付いていないものも多い。そのため、IFは、雑誌の信頼性の高さを表す指標となっている。そして、全て英語で書かなくてはならない。

つまり、「海外のインパクトファクターのある学術雑誌にアクセプトされる」とは、**「英語でそれなりに名の通った学術雑誌に掲載OKの許可を頂く」**ことを指す。

……が。

まず、**私は英語ができない。**

そして**論文なんて書いたことがない。**

こりゃ大変だ！

「運動と歯周病」の研究に関しては、**「どうやら運動習慣があると歯周病にも良い影響を与えそうだ」**というふんわりとした結果が出ていて、その結果で中間審査まではなんとか通過することができた。

しかし、その後の研究と論文作成がなかなか進まず、4年時の予備審査のときは散々な状態であった。審査の時には、研究内容の結果を報告するだけではダメで、**その結果から何が考えられるかを考察しなくてはならない。**自分なりに論文を書いてみたが、書いても書いてもうまくまとまらない。

……そりゃそうだ。何せ**結果がふんわり**しているんだから。

当時の私は、このふんわりした結果のメカニズムをなんとか解明しようと、様々な文献を読み漁って、運動と歯周病を他のルートで繋げられないか考えてみた。

その①　歯周病→糖尿病→肥満→運動コース。

歯周病と糖尿病は関係ある、糖尿病と肥満は関係ある、運動すると肥満が減る、だったら運動すれば歯周病が改善される？　うーん。強引か。

その② 歯周病→炎症→免疫→運動コース。
歯周病は炎症、炎症が起こる場所では免疫が働く、運動すると免疫力が上がり、歯周病が改善される？
うーん、大袈裟か。
その③ 歯周病→細菌→血流→運動コース。
歯周病は細菌が原因、細菌は血中成分から栄養を得る、運動すると血流が良くなる、とにかく歯周病、良くなる。うーん、わけわからん。
その④ うーん……
その⑤ ……
その⑥ ……
以下同文。

どれもなんだかピンとこない。**無理やりこじつけている感**が否めない。
完全に路頭に迷っていた私は、同じ研究室の先輩、韓国人研究生Oさんを頼った。
Oさん、助けて下さいー（泣）。

すると、Oさんは私の話や考えを良く聞いてくれ、さまざまなアドバイスをくれた。
まず、**メカニズムを解明するのはそもそもこのデータだけだと無理だ**ということ。

今の方向で考察し続けても、あくまで予想の範囲を超えられないため結論は出ないこと。

それよりも、**過去に行われた研究と比べて、自分のやった研究は何が新しかったのか、何がこれまでと違ったのかをしっかり検証する**こと。

メカニズムを解明することだけが論文の目的ではなく、些細なことだとしても**今までなかった新たな知見を見出した**だけで、論文にする価値になること。

頭の中がスーっと軽くなった気がした。私は論文初心者のくせに、**メカニズム解明という大いなるテーマに挑もうとしていた。何を勘違いしているのだ。**お前の論文レベルで挑むものではない。まずはしっかり足元を見て「この程度の結果ですが、今までのものと比べてこんな新しい知見もありますよ」くらいの謙虚さが必要なのだ。そして、そういった論文が多数積み重ねられた先にメカニズム解明や新たな発見がある。私の論文も、その**たくさんある論文のたったひとつに過ぎない**のである。

そうして考え方や、方向性を修正した私は、なんとか考察を書き上げることができ、形にした論文を学術雑誌社へ投稿することになった。論文投稿はメールで行い、数日から数週間後に、アクセプト（合格）もしくはリジェクト（不合格）の返事が来る。私は強気に、最初は歯科界でもっともＩＦの高い雑誌へ投稿した。数日後に返信が来た。

結果は……。

「リジェクト」

ま、そりゃそうか。

気を取りなおして、次は少しIFの低い雑誌へ投稿。

「リジェクト」

さらに低い雑誌へ。

「リジェクト」

「リジェクト」

……ああ、なんだか浪人時代を思い出してきた。こりゃ一生「アクセプト」の文字は見られず、大学院も修了できないかもしれない。

やばい……。

そして5社目に投稿した雑誌社からのメールの返信が来た。

「今度こそ頼むーーーー!」と、メールを開いてみると、待望の文字が!

「アクセプト」

おーー! やった、やったー!

Oさんにすぐ電話を掛け、

「やりました！　アクセプトされました！　Oさんのお陰です！」

と、喜びを爆発させた。歯学部に受かったときくらい、嬉しい瞬間だった。その後、何度か修正を重ね、**2018年の春先には、めでたく掲載が決定した。**

そんな大学院生活を通じて私は、**研究で結果を出す難しさ、1本の論文を仕上げる大変さ**、投稿して**「アクセプト」される厳しさ**を少しだけ感じることができた。研究は、当たり前だが**何が正しくて何が間違っているか誰にも分からない。**方向性を誤り、結果が出なければゼロからやり直しになってしまうこともある。とても厳しい世界だ。未知の領域で、試行錯誤を地道に繰り返すことで、医学を基礎から支えているのだと思う。日々研究している人たちがいかに大変か、少しだけ知ることができたと思う。

そして、出来の悪い日本の歯科医師のために、**懸命に相談に乗ってくれた韓国人Oさん。**異国の地で研究に勤しむ彼の姿を見て、自分もまだまだ頑張らないといけないなと勝手に励まされたような気持ちになった。

当初の予定から半年ほど延びてしまったが、2018年夏に大学院を修了し、**私は無事に医学博士の学位を取得することができた。**

18 大森、開業を決意する

北茨城市民病院が**口腔外科学会の准認定施設に認定**され、大森が**大学院を修了し無事に学位を取得**した、2018年、私は37歳になっていた。33歳の時に掲げた2つの目標を達成し、いよいよこの先の人生の方向性をどうするか決めなくてはいけなくなった。

①**開業**するか
②**口腔外科**を続けるか
③**研究**をするか

まず③は、Oさんのような、答えの見えない未知の領域に挑戦するストイックな研究生活にカッコ良さは感じるが、人を相手にする仕事が好きな自分にはたぶん向いていないだろう。そんなわけで、これは最初に選択肢から消えた。

残るは①と②である。

ここはかなり悩んだ。口腔外科の難易度の高い手術ができるようになりたい気持ちも高まっていたし、その足がかりとなる環境も整備することができた気がする。なにより、Y先生とのオペは**本当に楽しかった。**

より高いレベルの口腔外科医療を突き詰める人生というのも、とても魅力的だと感じた。

しかし、この4年間の生活を通じて自分が最も楽しく感じたこと、情熱を注げたことはなんだっただろうかと振り返ってみると、

「初めて医長を任され、診療科を軌道に乗せるためにいろいろな取り組みをしたこと」、

「新たに口腔ケアのチームを立ち上げてさまざまな人や部署と連携を取ったこと」、

「手術ができない病院で手術をできるシステムを整えて施設認定を受けるまでになれたこと」

など、結局のところ、

「ゼロから目標に向かって何かを作り上げること」

だったことに気づいた。きっと私は、**人を巻き込んで仕組みやチームを作り上げ、引っ張っていくことが何より好きな人間**なのだ。もちろん、今の職場に留まっても新たな目標は見つかるだろう。そしてまったく予想外の人生を歩める可能性だってあるだろう。

「でも、お前は常陸太田市の人間で、戻るべき場所があるじゃないか」

再びリトル大森が囁いてくる。

歯科医師としてある程度、**経験と自信**を持てた。

組織を束ねる**リーダーシップ**も学べた。
チームを立ち上げる大変さも経験した。
大学院で**研究**をして**学位**も取得できた。
そして、私は**華麗なる大森家の4代目**である。
今の自分が常陸太田市に戻れば、**きっと認めてもらえる**、はずだ。
確信はないが、**やれることはやってきた**と思う。
だから、決めた。

地元、**常陸太田市で開業する**ことを。

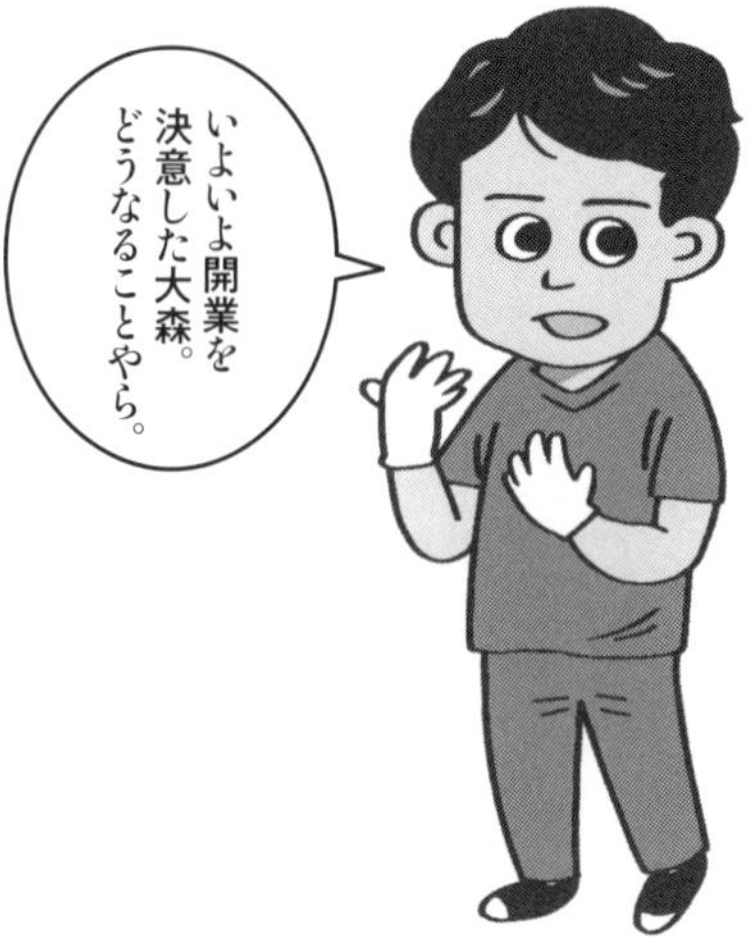
いよいよ開業を
決意した大森。
どうなることやら。

IV

大森、開業準備をする

2018～2019年
開業を決意し、
開業に至るまでの話。

1 大森、地元の歯科を知る

地元である常陸太田市での開業を決心したものの、私には**一つだけ気掛かりなこと**があった。それは、**常陸太田市の開業医の歯科医療の実態を知らない**ことだ。北茨城市民病院で「田舎の医療」は経験できていたが、それはあくまでも病院歯科での仕事である。

病院歯科の仕事はいわゆる一般の開業医とは仕事の内容が異なる。病院歯科の患者さんは近隣からの紹介や他科からの紹介がメインであるため、治療が終わった時点で紹介元に戻すことになる。そのため、**患者さんとは短期的な付き合い**になりがちだ。しかし、開業医は患者さんのかかりつけ医となることが多く、**患者さんと関わる時間が病院歯科とはまったく違う。**関わる時間が違うということは、関わり方も変えなくてはいけない。だから知らず知らずのうちに染み込んでいるかもしれない病院歯科ならではの考え方から脱却する必要もある。

一般開業医での勤務経験と言えば、歯科医になって2年目の裕正会の頃まで遡ることになるが、すでに時間も経過しているし、そもそも東京の品川と茨城の田舎では、患者さんの状況も大きく違うだろう。**このまま地域の開業医の実情を知らない状態で開業しても大丈夫なのだろうか。**

そんな不安を抱いた私は、ちょうど論文がアクセプトされ時間に余裕ができていたこともあり、思い切って**地元里美村（正確には旧里美村）で開業されている里美歯科診療所のT先生のところに出向き、不躾ながら「地元の歯科医療を勉強したいので非常勤で働かせてくれませんか」とお願いしてみた。**すると「こちらこそ是非お願いします」と私の提案を快く受け入れてくれた。実はこの里美歯科診療所は私が小学生の頃に治療でお世話になったことがある。あれから25年程の年月が経ち、患者としてではなく歯科医師としてこの歯科医院へ戻ることになった。感慨深いものがある。

里美歯科診療所は、ユニット3台、ドクター1人、スタッフ3人という歯科業界の中では最もポピュラーな規模の歯科医院で、1日40名程の患者さんを診療していた。田舎はどこもそうなのだが、この地域もまた人手不足が切実で、募集をかけても人は来ず、ドクターが来てくれたのは私が初めてだと言っていた。T先生は私が勤務することになったことを心から喜んでくれた。T先生は1人で、**30年以上この地域の歯科医療を支えてこられたのだ。**

実際に勤務してみてわかったことは、治療の内容や業務のやり方は**都会と田舎で大して差がない**ということだ。里美歯科診療所にも最新の機材は入っていたし、予約の取り方も都内とはあまり変わらない。**技術的なところや仕組みに地域差はあまりない**のかもしれない。

一方大きく違うと感じたのは、歯科医院が乱立する地域と違い、この地域の人には**「歯科医院を選ぶ」という感覚はあまりない**ことだ。そして、歯科医院側も**「患者を選ぶ」という感覚がない。**ドクターは、この地域の患者さんは自分しか診れる人がいない、**この地域にいる患者さんは自分が責任を持**

つという覚悟を決めている。嫌なら他の歯科医院へ行ってくださいなどとは言えない。なぜなら他に歯科医院がないからである。

地域で長く歯科医院を存続できるということは、それだけその歯科医院は**地域から信頼されている**ということだ。T先生も患者さんから信頼されており、この歯科医院は**地域との揺るぎない信頼関係が構築されていた。**

里美歯科診療所に通う患者さんは、明らかにT先生に会いに通院されていた。たまに私が治療を担当すると、「今日はT先生ではないんですね」と残念がられたこともある。もちろん私を快く受け入れてくれた患者さんもいたが、T先生希望の人と半分半分といった感じだ。

既存の歯科医院に新たに勤める難しさとはどういうことか、なんとなく理解できた気がする。**信頼関係は数日やそこらで構築されるものではない。**長い年月をかけて**少しずつ積み上げていくもの**なのだ。地元里美村出身というだけで、この地域で何も実績を積んでいない私に信頼がないのは至極当たり前のことである。**これから地道に、少しずつ、実績と信頼を積み上げていくしか方法はない。**

そして私が開業しようとしている場所は、こういう場所なのだ。周りには長年かけて患者さんと信頼関係を積み上げた歯科医院がたくさんある。私はこの場所で**一から信頼関係を築いていかなくてはならない。**

里美歯科診療所に勤めてみて一番印象に残ったのは、**地域の人と歯科医院との信頼関係の強さ**、そして**地域のために貢献する覚悟を決めた歯科医師の強さ**だった。

私も**地域で信頼を得る**ことができるだろうか。

覚悟を決めることができるだろうか。

開業するにあたって、**一番大切な心構え**を学ばせてもらえたと思う。

2 大森、妻を歯科衛生士にする

開業前はさまざまな事を考えなくてはならない。診察室は個室がいいのか、大部屋がいいのか、ユニットは何台入れようか、配管は何台できるようにしようか、メーカーはどこにしようか、ディーラーはどこに頼もうか、医院のコンセプトはどうしようか、診療時間や休日はどうしようか。などなど。

とはいえ、何が正解かはまったく分からない。**だって、開業したことなんてないんだもの。**

何より一番心配だったのは、**スタッフの雇用**だ。はたしてスタッフが集まるのだろうか。地域柄、医療従事者が多い場所ではない。専門職である**歯科衛生士**は全国どこでも不足している。常陸太田市には、歯科衛生士なんて1人もいないかもしれない。だったら募集をかけたところでまったく来ないかもしれないじゃないか！　でも歯科医療はとてもじゃないが1人でできる仕事ではない。自分の思い描くクリニックには、スタッフが、特に歯科衛生士が絶対に必要だ。これは由々しき問題だ。

里美歯科のT先生にスタッフ募集について聞いてみると絶望的な答えが返ってきた。

「この地域は、ほんっとにスタッフ来ないよー」

やはりそうか……。

不安的中で涙目になる私に対し、T先生はこんなことを言ってくる。

「奥さんに衛生士になってもらえばいーじゃん」

おそらく冗談半分だったのだろうが、それを聞いて私は目の前がパーっと開けた気がした。

その手があったか！

最悪誰も来なかったとしても、夫婦2人でやればいいじゃん！

そしてさっそく、歯科衛生士科のある茨城歯科専門学校の知り合いの先生に連絡してみた。

「妻を衛生士にしたいのですが、入れますか？」

すると、返事はこうだった。

「願書を出して面接受けてくれればいいですよ。どうせ定員割れですから」

定員割れなのかーい！

しかし、これはチャンスだ！　すぐに願書を取り寄せて、妻に切り出してみた。

「衛生士学校に行かない？」

3人の娘の育児に奮闘している妻に、である。

わかりやすいタイミングでプロポーズをしたのにもかかわらず、**保留にした妻**に、である。

ハワイ帰りで**空気の読めない発言**を繰り返した妻に、である。

チャチャチャ、ペッ、の妻に、である。

「歯科衛生士にならない？」

で、その反応は……。


「行く行く〜」


軽っ。

意外にも快諾。

いやあ、ありがたい！

こうして私の妻は2019年4月、茨城歯科専門学校、歯科衛生士科に34歳で入学した。私が開業する半年ほど前の話である。入学式は保護者として私も参加した。当たり前だが、夫が保護者の学生など他にはいない。入学式の看板の前で、ちゃんと記念写真を撮り、入学式はちゃんとビデオで撮影もした。

歯科衛生士学校は、**3年制の専門学校**で所定の専門科目をすべてクリアしたのち、実際のクリニックへ数ヶ月通い、臨床実習を行う。卒業試験をクリアした者にのみ、国家試験の受験資格が与えられる。国家試験を通過すると、晴れて**歯科衛生士免許が厚生労働大臣から与えられる。**立派な**国家資格**だ。流れは歯科医師と一緒だが、歯学部では6年間かけて、かなり細かな内容までじっくり教育されるが、衛生士学校は3年しかないため、かなりのスピードでカリキュラムが進んでいく。専門学校とはいえ、内容の深さは違えど、履修する科目は歯学部とほとんど一緒だ。朝から晩まで、授業と実習の繰り返し。**歯科衛生士になる道は、決して易しくはない。**

今思えば、入学当初、1歳3ヶ月だった三女と年中さんの次女、年長さんの長女を保育園に入れ、2年生からは小学生になった娘の送り迎えをしながら実習に通った学生生活。18歳の同級生と一緒になって歯石取りの実習をし、年々記憶力が衰えていく中、毎日子どもが寝た後に勉強する毎日。しかも開業したてで、いっぱいいっぱいになってる夫は相変わらず家のことを何もせず、疲れた夫に毎日夕食を作り、掃除洗濯を欠かさず毎日やる日々。そんな日々を送りながらも、2022年3月、彼女は無事に国家試験に合格し、歯科衛生士となった。

おれの奥さん、**マジ半端ねぇ。**

その後の彼女の歯科衛生士人生は以下の通り。
2022年4月、大森歯科に無事、入職。
2022年5月、妊娠判明。
2022年11月、産休入り。
2022年12月、四女出産。
2023年現在、育休中。
歯科衛生士としての実働、**約半年。**

おれの奥さん、**マジ半端ねぇ。**
心から尊敬してます。ありがとう。

3 大森、髪を切る

北茨城市民病院に勤務していた頃からかれこれ10年近くずっと通っている、**いきつけの美容院**がある。
そこの美容師さんは私の一つ年上で、いつも私のしょうもない話を聞いてくれる。ゆるーい会話をするのがとても心地良い。

ある日、こんなことを聞いてみた。

「美容師さんって、**ハゲてる人いなくないですか?**」

すると、彼は答えた。

「**私たちがハゲたら終わりですよ。**絶対にハゲてはいけない仕事なんです(笑)。」

これぞ**プロフェッショナル**。確かに、いらっしゃいませー、とハゲが出てきたら、私はそのまま扉を閉めるかもしれない。

もちろん、ハゲは別に悪いことではない。でも美容師にとっては死活問題だ。オシャレな髪型を提供する側の人はハゲたらダメなのだ。そういえば、デブのスポーツインストラクターとかも見たことないし、爪の汚れた寿司屋も見たことないな。別にデブだろうが爪が汚かろうが、世の中的には悪いことではない。お相撲さんはかっこいいし、工事現場のお父さんの汚い爪は、むしろかっこよく見える。多様性の世の中、ありのままのその人を受け入れるのはとても大切な考え方だ。

ただし、**職種には、その職種特有のルールやマナーがある。**仕事をする以上、一般人には許されることも、**プロには許されないことがある**のだ。そういう意味では我々歯科医師も、やっぱり汚い歯ではいけないと思う。歯磨きだってしっかりしないといけない。もっと広く言えば、医療に関わる人は健康を提供する側の人だ。病気を治してもらおうと病院に行ったのに、目の前の医者が明らかに不健康に見えたら、患者は不安になってしまう。だから我々医療者は、**健康でいないとダメな職種**なのだ。

歯科医院と美容院は、意外と共通点が多い。


一人ひとり対応する職種。

人の顔にさわる職種。

個人経営が多い職種。

刃物を使う職種。

清潔感が大切な職種。

ライバルが多い職種。

国家資格が必要な職種。


刃物を持った人がすぐ後ろに立って私の頭を触っているのに、**私はなぜ彼に対して何も不信感を抱かないのだろう?**


資格があるからなのか?

いや、違う。

多分、私は彼の資格に安心しているのではなく、**彼の醸し出す雰囲気に安心している**のだと思う。

声のトーンや、こちらが話しやすい空気、清潔な店内、スタッフへの対応、他のお客さんへの対応。

多分、彼がスタッフに対して横柄な態度を取っていたら、二度と行かないと思う。

多分、彼が他のお客さんが帰ったあと舌打ちしたら、二度と行かないと思う。

多分、私が電話したとき、めんどくさそうな態度を取られたら、二度と行かないと思う。

そして、彼には**一度もそんなことを感じたことがない**から、これだけ長く通っているのだと思う。

些細なことで、人の気持ちはすぐに離れる。逆に些細なことまで、気配りすれば、気持ちは繋がり続ける。

歯科医院は、美容院から学ぶべき姿勢がたくさんあると思う。

そして私は彼に、**どうすればハゲないのか**をこっそり聞いている。

4 大森、健康について考える

「我々医療者は、健康でいないとダメな職種だ」と、先ほど偉そうに書いてしまったが、**そもそも「健康」とはなんだろう？**

これが意外と難しい。

困ったときのＧｏｏｇｌｅ先生、お願いします。

「健康とは身体的・精神的・社会的に完全に良好な状態であり、たんに病気あるいは虚弱でないことではな

い。」by ＷＨＯ（ワールドヘルスオーガナイゼーション）
うーん。よくわからん。ＷＨＯって、新型コロナウイルスで有名なテドロスがいるとこだよな。まぁ、とりあえず「健康とは」に続いてあげてらっしゃる要素について、一応考えてみるか。

勇者大森は「健康」を手に入れる旅に出た。

「身体的（に完全に良好な状態）？」

たぶん、食事と運動に気をつければ良さそう。病気にならないように、普段から気をつけよう。

よし。**勇者大森は「身体的健康」を手に入れた。**

「精神的（に完全に良好な状態）？」

これはよくわからん。

もう一度、Ｇｏｏｇｌｅ先生に聞いてみよう。

「体の栄養は、食事。**心の栄養は、言葉。**キレイな言葉はあなたの心をキレイに、**汚い言葉はあなたの心を汚くします**」

これは何かの勧誘か？

まぁでもあながち間違ってはなさそう。確かに悪口とか愚痴って、その時はスッキリするけど、ふとしたときにいやな気分になったりするしな。人からそんな話題が出たらうんざりするときもあるしな。

なるほど。

精神的に健康になるためには、**言葉を大事に**しよう。

いきなり敷居があがったけど、まぁ、よしとするか。

はい。**勇者大森は、「精神的健康」も手に入れた。**

さてさて、健康にはもう一つあった。

「社会的（に完全に良好な状態）？」

は？　社会的!?

なんぞや、それは。

すでにGoogle先生は答えを出してくださっている。

どうやら、信頼関係を築けるかどうかなのらしい。

「信頼とは**日々の行いの積み重ね**ですよ。積み重ね、積み重ね、大事に育てていくのです。でも、**一度でも不義理な行動、不誠実な行動を起こせば、今まで積み上げた信頼貯金はゼロになります。**

また一から頑張って積み上げて下さい」

いや、難《むず》っ!!

でも、なんとなくわかる気はする。とりあえず今日から頑張ろう。
そんなわけで**勇者大森は「社会的健康」を手に入れる方法は理解した。**
つまり、健康になるには、**3つの条件**が必要みたいだ。
運動と食事管理で**身体の健康**を維持し、キレイな言葉を使い**心の健康**を維持し、少しずつ信頼を積み上げ**社会的な健康**を維持する。

……無理ゲーじゃね？

世の中に果たして**本当に健康な人はいるのだろうか。**
でも、**医療に関わる者は、やはり健康でなくてはならない。**
勇者大森は、とんでもない業界に入ってしまったようだ。

5 大森、開業が怖くなる

その年の秋に開業することをほぼほぼ決めていた2019年の春、**歯科の開業セミナー**というものに参加した。
そのセミナーの講師曰く、「クリニックを開業するにあたり、大事なことの一つは**スタートダッシュ**を切れるかどうか」なのだそうだ。一般の歯科クリニックの新規の患者さんの数はだいたい月30人〜40人程度。1日あたり1〜2人、多くて3〜4人くらいだというデータが示されていたが、品イや里美歯科診療所の経験を振り返っても、確かにこの人数は私の肌感覚にも近いものがある。

一方、新規開業のクリニックは、ユニット3台からスタートすることが多い。1日8時間診療で計算すると、1人に1時間をかけるとして3×8。つまり、1日24人診察できることになる。週休2日で月に20日診療するなら、1ヶ月でのべ500人分の予約枠が設定できるということだ。一人を月に2回診療するとして、ユニット3台のクリニックを安定して運営するには、**約250人の患者さんが必要**だという計算になる。

それらの前情報を渡した上で、講師はこんな問いかけをする。

「月に30〜40人新規の患者さんが来るとして、250人が常にいる状況になるまで、どのくらいの期間が必要でしょうか？」

そんなこと、考えたこともなかった。

これまでずっと勤務医として働いていた私は、赴任当初から前任の引き継ぎで予約が埋まっており、0からスタートした経験はまったくなかった。**毎日数十人の患者さんが来る状況は普通のことだと思っていたが、確かに最初からその状況になっているはずはない。**

そんなことを考えていると、講師が答えを口にした。

「答えは**約2年**です」

えっ、2年!?

講師は続ける。

「例えば、新規の患者さんが月30人だと想定すれば、初月は30人、2ヶ月目は60人と増えていき、9ヶ月目には軽く250人を超えそうな気がしますよね? でも、現実の患者数は直線的に増えるわけではありません。だって、治療は永遠に続くわけではないでしょう? つまり、最初のほうに通院していた患者さんの治療はそのうち終わってしまうんです。伸び率は必ず鈍化しますから、結果として2年程の時間を要することになるんですよ」

確かに。

しかも、最初の頃は新規の患者さんもたくさん来てくれるが、だんだんと少なくなってくる傾向にあるらしい。また、世の中の人たちは患者さんの多いクリニックを選びたがるので、あまり人が入っていないクリニックには行こうとしない。だから人が入っていないというレッテルを貼られてしまうと、そこからの逆転は難しいそうだ。だからこそ、新規開業において重要なポイントとなるのは、**いかに早く250人の人に来てもらうか**、なのだと言う。率直に言えば、**2年も待ってられないのが現実**で、新規開業で失敗するケースは、この250人をなかなか確保できなくて資金繰りに困り、結果辞めざるを得なくなることが多いらしい。親からの引き継ぎや既存のクリニックの継承はもともと既存の患者さんがいるため、その心配は必要ないが、新規開業はそのリスクと背中合わせだということだ。その後も、スタッフの確保と教育がいかに難しいか、銀行などからの融資がいかに厳しいかなど、さまざまな話を聞いた。

最後にその講師はこう結論づける。

「とにかく新規開業はリスクの塊なのだ。今からでも遅くない。本当に開業するのかよーく考えたまえ」

がーん。

これはまずい。

いくら地元での開業とはいえ、大森家初の歯科である。何も実績はない。患者さんがなかなか来ない状況が続いてしまうかもしれない。

さて、どうしよう。

開業まであと半年だというのに、ここにきて大森は**開業するのがとても怖くなってきた。**

6 大森、コンセプトを考える

とはいえ、開業の日が刻々と迫る中、ただ怖がっていても仕方がないので、開業に向け、**医院のコンセプト**について考えてみることにした。

大森歯科（仮）は果たして何を売りにできるだろうか。

まずは、これまでの自分を振り返ってみることにした。私は他の歯医者と比べ、どんな強みがあるだろう。**病院の「歯科口腔外科」**で働いた経験があるのは、歯医者の中でも珍しいほうだろう。医科の先生と一緒に働いた経験も多いほうだと思う。また、地域の口腔外科として近隣のクリニックから親知らずなどの症例を受け入れてきた経験もある。口腔がんや骨折のような、入院や手術を要する大きなケースの対応は町の開業医での対応は無理だろうが、外来で対応可能なケース、例えば全身疾患を持つ患者さんの歯科治療や、一般的には病院に紹介すべきとされる親知らずの抜歯の患者さんは、受け入れることができるかもしれない。

次に、**開業する常陸太田市の環境**を考えた。茨城県の県北地域は口腔外科を行う病院歯科がとても少ない。水戸より北の地域で歯科口腔外科を標榜する病院歯科は、北茨城市民病院を含めすべて県北東部の海沿いの地域に限定される。常陸太田市を含む山側の県北西部にはそのような病院歯科はない。そのため、この地域の人たちは埋まった親知らずを抜くために片道1時間程かけて水戸の病院まで行くことになる。水戸済生会総合病院に勤務していたとき、県北西部からの紹介患者の多さに驚いたものだ。

だとすれば**「口腔外科」**を売りにしたクリニックにすることで、**地域のニーズに合致する**かもしれない。そう考えた私は、クリニック名を**「大森歯科・口腔外科」**とすることに決めた。

ただ、「口腔外科」を売りにするとしても、それだけでクリニックを継続するのは難しいと思っていた。そもそも、**口腔外科疾患はそこまで数の多いものではない**。むしろ、歯科において主となる治療はやはり、**むし歯や歯周病や入れ歯の治療**などの、いわゆる**一般歯科**に分類されるものだ。だから口腔外科一本に全振りするのはかなりリスクが高いと言わざるを得ない。あくまでも一般歯科を中心にして、**オプションとして口腔外科もやりますよ**、くらいの温度感が必要かもしれない。

しかし、「一般歯科」はどこの歯医者でもやっている以上、売りとしてはインパクトが弱い。なにより私は一般歯科の経験はあるが高い専門性を持つわけではない。だからコンセプトの柱となる別の強みが必要だ。コンセプトとして打ち出せるような、新たなアイデアはないだろうか。

そんなことを悶々と考えていたある日、**テレビである歯科医院が紹介されているのを見た。**最初に街の紹介をするVTRが流れたあと、テレビスタッフが道行く人にインタビューをする。

「この街で有名なものを教えて下さい」

すると街の人が、

「歯医者！」

と答えた。そう答える人が何人もいる。まぁ、仕込みなのかもしれないが、**街で有名なものに「歯医者」が出てきた**ことに衝撃を覚えた。

なんなんだ、この街は？

この日の放送内容は、東北の**田舎町で予防歯科の普及に尽力した歯科医師の特集**だった。予防歯科の先駆者のような先生で、**日本で一番有名な歯医者なのかもしれない。**どうやらこの街は、全国の中でもむし歯罹患率が極端に低いらしく、街には予防歯科の文化が根付いている。一軒の歯科医院が地域にここまで影響を与えるなんて、もしかしたら**予防歯科というのは都会よりむしろ田舎の方が相性が良いのかもしれない。**

しかもそのクリニックはユニットを数十台備えた、ものすごい規模のクリニックだった。ドクター、衛生士、助手など総勢100人近い（100人以上かも？）のスタッフが勤務している。このクリニックは、まさに**街のランドマーク**になっていた。

すげぇ。

そして、かつて勤務していた裕正会で、定期的にチェックとクリーニングを受け、笑顔で帰っていく患者さんの多さに驚いたことを思い出した。悪くならないように定期的に歯科医院に通い、痛くなる前に歯科医院でチェックを受ける。あれこそ、まさに**「予防歯科」**だ。そして今、目の前のテレビでは、予防歯科に注力することで、**田舎町で超大規模クリニックを経営している歯科医院が紹介されている。**

これだ!

私の中で、もう一つのコンセプトの柱が決まった。**「口腔外科×予防歯科」**
この2つをコンセプトにした歯科医院を作ろう。

「治す歯科医療から、守る歯科医療へ」
「県北医療に、口腔外科を」

大森歯科・口腔外科のコンセプトが決まった。

7 大森、スタートダッシュが大事

開業時にスタートダッシュを切れるかどうかは、その後の**歯科医院の経営**に大きな影響を及ぼす。とにかく早期に**250人の患者さんが常に通院している状況を作り出す**こと、これが開業して経営が安定するための最初のノルマとなる。一口に250人と言っても、その数はかなり膨大な数だ。1日5人新規の患者さんが来たとしても、累計でも50日もかかる。累計ではなく、常時250人の予約が入っている状況になるには、その何倍もの時間がかかる。患者数を確保できるまで医院側は赤字経営を余儀なくされてしまうため、その期間が長ければ長いほど金銭的だけでなく、**精神的にも余裕が持てなくなってくる。**

院長に余裕がなければ、そのメンタルが従業員に波及し従業員の退職が相次ぐことも少なくない。従業員がコロコロ変わると、患者さんの不信感にもつながる可能性があり、患者数は増えずますます経営が苦しくなる。

院長に余裕がない

←

スタッフが離職する

患者さんの不信感
←
患者数が確保できない
←
ますます余裕がなくなる
←

これはまさに**負のループ**だ。

そもそも誰かを助けることを仕事にしている医療側には、**余裕があるということがとても大切**である。助ける側に余裕がないと、とてもではないが**人を救おうというマインドを維持**できない。つまり医療側に余裕がない状況では、そもそも**医療が成立しなくなる**可能性もある。新規開業のときにスタートダッシュを切れないことは、**良い医療を提供できなくなる**ことに直結する可能性があり、かなり深刻な問題になる。それだけスタートは重要なポイントなのだ。

歯科業界では、新規開業の際の取り組みとして、**内覧会**というものがある。開業前にクリニックを一般公開して、医院の中の見学や歯科相談などを行うイベントだ。いわゆる開業前のお披露目会である。一般業種ではやるのが当たり前かもしれないが、歯科業界では必ずやるわけでなく、やる医院もあるといった感じだ。スタートダッシュに大きな課題を感じていた私は、内覧会にかなり興味を抱いていた。都心のライバルが多い地域では主流だが、**田舎ではまだまだ歯科が内覧会をするのは珍しい**と思っていた。

「田舎×内覧会」

これはインパクトがありそうだ。内覧会を機に**スタートダッシュ**を切れるかもしれない。何より内覧会は「患者」ではなく**「患者ではない人」**が唯一歯科医院に来れる**貴重な機会**となる。内覧会きっかけで、歯科医院に通おうと思う人が増えるかもしれない。

それから私は様々な内覧会業者の資料を取り寄せたり、見学に行ったりした。ちょうどその時期、同期のG君が開業することになった。私は仕事で行けなかったのだが、妻にお願いしてG君の内覧会を見に行ってもらうことにした。妻の感想は、「とても素晴らしい内覧会だったよ。私が患者だったら通いたくなるし、歯医者に行かなきゃと思った」とのこと。色々聞いてみると、クリニックの設備や機材をただ紹介するだけではなく、**むし歯や歯周病など歯科の基本知識**を伝えて、**お口のケアの重要性**を伝えてくれるというのだ。私はすぐG君にその業者を紹介してくれないかと連絡を取ってみた。

その人は**歯科業界に内覧会の文化を浸透させた先駆者**として、かなり有名な方だった。当院の内覧会についてもお願いしてみたところ、無事請け負っていただけることになった。とても多忙な方なので、断られるのではないかと心配だったが、G君が事前に私のことを伝えてくれていたようで、私の性格や医院のコンセプト、開業に対する考えも理解した上で、受けてくれたようだ。

G君、グッジョブ！　ありがとう。

8 大森、院長不在でも回る仕組みを学ぶ

開業する前には、先ほど書いたものも含め、**医院経営をテーマにしたセミナー**にいくつか参加した。

最初は、いかに儲けられるかとか、いかに患者を増やせるかなど、いわゆる売り上げを伸ばすノウハウなどを教えてもらうつもりだったのだが、実際に受けてみて気づいたのは、それよりもっと重要なことがあるということだ。

それは、**院長の考え方、マインドだ。**場所や設備といったシステムやノウハウももちろん大切だが、どれだけいいシステムを整え、素晴らしいノウハウを身につけていても、その土台となる**院長の考え方**がしっかり固まっていないと機能しないのだという。

中でももっとも衝撃を受けたセミナーは、

「院長不在でも回る仕組み」

というものだ。

院長が不在？


院長がいないなら、わざわざ開業する意味なんてないじゃん。なんだかもう、わけがわからない。

何を隠そう、このぶっ飛んだ考え方を提唱したのは、**裕正会「元」理事長ことW先生**だ。

この時のW先生は自分の全ての医院を売却し、裕正会理事長を勇退され、**時間とお金の自由を手に入れた成功者、「元」理事長**になっていた。

そして確かに、当時の裕正会にW先生はほとんどいなかったな。

けれど、私はこれから開業して頑張ろうと思っているのに、最初から院長が楽をすることなんて考えてられるかい!!

胡散臭さを感じてしまっていた大森だったが、なぜかW先生のセミナーは気になってしまい、受講することにした。

そこでW先生が仰っていたことは、

「**医院の終わり**をイメージしていますか？」

「いつまでも**最前線で歯科医師**を続けられると思ってますか?」
「自分が**引退した後**、残されたスタッフや患者さんのことを考えていますか?」
「**自分がいなくても**、医院が**継続できる仕組み**を考えてますか?」

院長不在とは、院長が楽をするための考え方だと思っていた私は、自分が恥ずかしくなった。

W先生は、歯科医師である父親がガムシャラに働いて体を壊してしまったため、その後の医院を半ば強制的に引き継いだ経験を持つ。跡を継ぐ人の辛さをおそらく誰よりも理解していたのだと思う。

体を壊す前に、事前に引き継ぐ準備をしてくれていたら、自分の体力に見合う仕事量に調整してくれていれば、なんてことを、当時のW先生は思ったりしたのかな。

すみません、勝手に想像して書いています。

多分こんな思いをしたからこそ、**自分がいなくなった時のことを、いなくなる前から考えなさい**という意味を込めて、**「院長不在でも回る仕組み」**をテーマに講演されているのだと思う。

自分がいなくても継続できる仕組みを考えれば、次世代へバトンタッチできる。バトンを受け取った次の院長も、同じように自分のいなくなった後のことを考えて、次世代に繋がる仕組みを考える。次の世代も、そのまた次の世代にも、この考え方が続けば、この歯科医院は**地域で100年続くクリニック**になれる。

100年以上続く企業の多くはこのマインドが根底にあり、社長になった瞬間から社長を退く日を考えて後進を育成するらしい。上に立つと、自分のもつ影響力を高める努力が必要になるが、次代を担う人材が現れたら、**自分のもつ影響力を減らす努力**をしなくてはいけない。

だからW先生は当時、黒子に徹しているように見えたのだ。

開業前から、**自分がいなくなること**を考える。

自分がいなくなっても、この**クリニックが継続できる仕組み**を考える。

この地域の患者さんが、**自分がいなくなっても困らないように。**

100年先も、このクリニックが**続いていますように。**

W先生の話は、いつも勉強になります。

9 大森、開業前夜を迎える

2019年秋、大森歯科のオープンが近づいてきた。建築や機材の搬入は順調に進み、従業員もなんとか5名雇用することができた。開業日が11月5日に決まり、開業直前の10月は業者とのやりとりやスタッフの教育などで多忙な毎日を送っていた。10月末には機材の搬入も完了し、スタッフにも医院のコンセプトを伝え、近隣住民に新聞広告を出しポスティングでチラシを配布し、医院の前には大きな看板が建てられた。

準備は整った。

そして内覧会当日。果たして、何人の見学者が来てくれるだろうか。何人の患者さんが予約を取っていってくれるだろうか。スタートダッシュを切れるかどうかは、この内覧会に何人の患者さんが来てくれるかにかかっている。**いよいよ大森歯科・口腔外科を地域の人に知ってもらう日が来た。**

お陰様で、多くの人が内覧会に来場してくださり、

「最新の歯科医院はすごいわねー」

「歯周病って怖いわねー」

「家族に歯医者行くように言わなきゃ」

などなど、患者さんへ歯の大切さを啓発するスタイルの内覧会は大盛況！　さすが**歯科内覧会の先駆者**と呼ばれる人の仕事は違う。

結果は、11月1日から3日までの3日間でのべ**350人の来院**、目標にしていた**250名もの患者**

さんに新規予約をしていただけた。

「田舎×内覧会」

大森の**スタートダッシュ作戦は大成功**だった。

そして、**大森歯科・口腔外科はついに開業の日を迎える。**

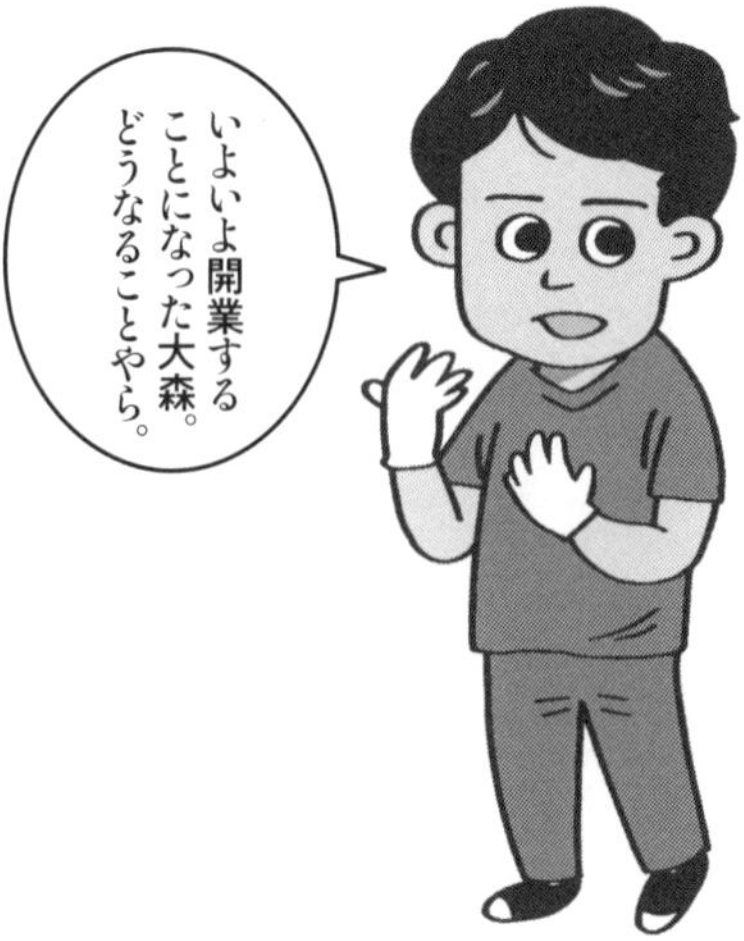
いよいよ開業することになった大森。どうなることやら。

V

大森、田舎で開業する

2019 ～ 2023年
大森歯科・口腔外科、
開業から現在に至るまでの話。

1 大森、ついに開業する

2019年11月5日、大森歯科は開業初日を迎えた。

その日の朝礼で私は、スタッフや立ち会った業者の人たちに話をした。

「私の野望は、この地域から、**むし歯と歯周病をなくす**ことです。大森歯科に関わった、**すべての人を健康**にしたい。そして、一人でも多くの人に、**大森歯科に出会えてよかった**と思ってもらいたい。

今日はその野望を叶える最初の一歩となる日です。皆さんよろしくお願いします」

むし歯と歯周病をこの地域からなくす？

なんて大それたことを言っているのだ。

でも、**野望は大きく！　夢はでっかく‼**　でいいじゃないか！

開院時間の9時になると、最初の患者さんが来院された。

いよいよ大森歯科の始まりだ。

私が患者さんの治療に勤しんでいると、受付から何やら揉めている声が聞こえる。

気になって代わりに対応したが、その患者さんはこう言い張ってくるのだ。

「この間の内覧会の時に、**おれはここのスタッフに1万円渡したんだ。**だからタダで診てくれ」

……。


スタッフは本当に1万円を受け取ったのだろうか。


いやいや、院長、そこはスタッフを疑ってはダメだろ。

話をさらに聞いてみると、どうにも矛盾点が多い。40〜50代の女性に渡しただの、奥の個室でこっそり渡しただの。そもそもうちにはその年齢に該当するスタッフはいないないし、内覧会の時だって奥の個室に患者さんは通していない。しかも、内覧会に来た人にはすべて名前を書いてもらっていたのに、その人の名前はどこにも書かれていなかった。


ついさっき、**この地域のすべての患者さんを救いたい**と思う、大きな野望を伝えたばかりなのに、初日からこの感じは、**キツイなー（泣）。**

そんなことを考えながらも私は意を決し、その方にこう言った。

「その話が本当であれば、とても大きな問題です。まず事実確認ができないことには、治療をお受けすることは、できません。今日のところはお引き取りください」

そして半ば強引に玄関へご案内し、お帰りいただくよう促した。

するとその人は気まずそうな顔をしながら小さな声で、

「入れ歯を作って欲しかっただけなんですけど」

と言った。

それでも私は、

「今日のところはお帰りください。本当にお困りでしたら、後日改めてご連絡ください」

とお伝えして、引きつった笑顔でお送りした。

まさか開業初日に患者さんを断ることになるとは思いもしなかった。開業して3年以上経つが、**後にも先にも患者さんを目の前でお断りしたのは、この人しかいない。**

後でスタッフに聞いてみると、私の顔はそれまで見たこともないくらい真っ赤っかだったそうだ。ただ、私はその患者さんの言いがかり云々より、院長として、**一瞬でもスタッフを疑う気持ちになってしまったこと**に、とても情けない気持ちになった。

大森歯科・口腔外科の開業初日は、前途多難な幕開けとなったが、この出来事を通じて、**院長としてス**

タッフを信じる覚悟が決まったように思う。

2 大森、常陸太田市を紹介する

常陸太田市は**人口約5万人**（2023年現在）の**茨城県最北部**の山間部にあるのどかな町だ。平成の大合併により、我が故郷、里美村など、3つの町村を吸収し、今では堂々の**茨城県第一位の面積**を誇る市だ。ちなみに**人口密度は最下位**である。市内には水戸黄門の終の住処、西山荘《せいざんそう》があったり、バンジージャンプで有名な竜神峡大吊橋があったり、常陸そばが有名でご当地グルメもあったり。なかなか観光資源もある。

そして住むにもなかなか便利な町だ。中心地は大手スーパーが4、5軒あり、ドラッグストア、ファッションセンターしまむら、子供服の西松屋、ケーズデンキ、ワークマン、トヨタや日産のディーラー、ｄｏｃｏｍｏやａｕの携帯ショップ、ご当地レストラン坂東太郎を始め、すき家や魚べいやココス、夢庵などのファミレス、セブン-イレブン、ローソン、セイコーマートなどコンビニも選び放題だ。そしてとても立派な「道の駅」もある！　どこに行っても広い駐車場があるし、混雑、渋滞は皆無。混むのはもっぱら祭りの時だけだ。少し山の方へ行けばたくさんのゴルフ場やキャンプ場、釣りなんかも楽しめる。

いやぁとても過ごしやすい。

30分車を走らせて大都会水戸まで行けば、ルイヴィトン、ティファニー、バーバリーなどのハイブランドは手に入るし、ベンツ、ＢＭＷ、レクサスなどの高級ブランドディーラーもある。

ん？　フェラーリ？

そんなものはないよ。

ランボルギーニ？

聞いたことないなあ。

ブガッティ？

なんじゃそりゃ。新しいパスタか？

それはともかく、常陸太田市の中心部から最寄りの高速インターまでは車で10分、東京都内へ車で2時間程で行ける。所要時間は似たようなものだけど、もちろん電車を乗り継いで行くこともできる。本数こそ少ないが、風情あふれる田園風景を眺めながら、ちょっとしたプチ旅行気分で行き来することもできる。

ではそんな常陸太田市に歯科医院は何軒あるのかというと、**答えは20軒**だ（２０２３年現在）。ただしその20軒のうち、院長が60代以上の歯科医院が15軒。**歯科医師にも着実に高齢化が進んでいる。**あと10年経ったら、**この地域の歯科医療はどうなってしまうのだろうか。**

一方で常陸太田市には**新しいものを歓迎するムード**がある。地域に新しいものができるのが純粋に嬉しいというのももちろんあるだろうが、やはり地域の将来をみんなが心配しているのだ。「大森歯科・口腔外科」の開業を歓迎してもらえたのも、院長である私が華麗なる大森家の息子だったからではない。自分が年を取ったとき、**この地域で安心して歯の治療を受けられるのか**、みんな心配だったからなのだ。

何もこれは常陸太田市に限った話ではなく、**全国どこの田舎でも似たり寄ったりだと思う。**田舎の人は新しいものを嫌うとか、閉鎖的だという話を聞くが、**少なくとも地方都市レベルの田舎にそれは当てはまらないと思う。**もちろんフェラーリとかランボルギーニとかブガッティが近くで買える環境が好きなのであれば都会で開業すればいい。でも、喧騒を離れた静かな環境で、歯科医師として、そして一人の人間として、程よく余裕のある生活を送りたいのなら、**人口5万人くらいの**常陸太田市レベルの**地方都市**をオススメしたい。

それを歓迎してくれる人たちがそこにはいる。

3 大森、地方のよさを語る

地方都市で歯科医院を開業することのメリットはなんと言っても、**物価の安さ**だ。同じ広さの土地やテナントを都会で確保しようとしたら、その何倍もの費用がかかるだろう。得られる保険診療の報酬は全国一律なので、ランニングコストが少なければ少ないほど経営には余裕が出る。だから、自費費用で治療する患者さんの取り込みに必死にならなくても、保険診療だけでも十分経営できる。その結果、保険、自費にこだわらない、**本当に患者さんが求める治療計画を立てやすい。**まさに**「患者さんファーストの歯科医療」**を提供できる環境だ。

また、ランニングコストを抑えたぶん、**設備投資**や**新しい機材**の購入もしやすい。大森歯科も全室個室で広めに設計しているし、最新の機材も積極的に導入している。

経営に余裕が持てれば、夜遅くまでの診療や日曜診療などに依存しなくて済む。もちろん患者さんの利便性を考えれば、日曜や夜遅くまでの診療ができるに越したことはないのだろうが、そうするとスタッフが集まりにくくなる。大森歯科は思い切って診療を17：30までにしているのだが、そのおかげで**子育て世代**の人材を雇用しやすくなった。また、スタッフへの**福利厚生**の充実、**待遇向上**などにもしっかりと経費を当てているので、**離職するスタッフはほとんどいない**。

さらに言えば、引越しや異動などの人の出入りが少なく、ずっとその地域に住み続ける人が多いというのも地方都市の特徴の一つなので、**かかりつけ医として患者さんと長く付き合う**ことができる。長期的に患者さんと関わっていけるかが重要になる**定期管理型の歯科医院**の場合は特に、結果が出やすい環境だと言えると思う。

個人的にとても満足しているのは、まだまだ浸透していない**新しい文化や考え方**を自院から**地域に発信**できることだ。歯科医院が乱立する場所では埋もれてしまうかもしれないが、その数が限られる地域であればそれなりの**影響力**を持つことができる。現に私が発信し続けている、むし歯や歯周病予防への意識をもつことや歯科医院に定期的に通うことで自分の歯の管理をすることの重要性は、地域の皆さんに徐々に浸透してきていると思う。

このように地方都市には、物心両面において歯科医院が余裕を持って経営できる環境がある。

都会で揉まれて苦しい思いをしていたり、都会での歯科医院経営に行き詰まっているのなら、**田舎で働くこと**を一度考えてみるのもありかも。**「患者さんファーストの歯科医療」**は**田舎でこそ**実現しやすいと思う。

4 大森、大盛りと呼ばれる

大学時代、私は周りからよく**「大森は話を盛る」**と言われていた。大森ならぬ**「大盛り」**である。それは41歳になった今も変わらない。なんぼのもんじゃい！

そんな私の「盛りぐせ」は、**母からの遺伝だ。**

とにかく母の話は大袈裟で、些細な事件も大事件のように話す。母フィルターを通すだけで、「事件」の規模が何倍にも膨れ上がるので、周りはいつも惑わされる。それでも、当の本人に事をことさらに大きくしている自覚はなく、彼女の中ではそれが現実なのだ。

ところで私の信条の一つに、**「仕事は楽しく！」**というものがある。

そもそも仕事なんて、基本つまらないものだ。歯医者の仕事だってもちろんそう。歯を削って、型とって、他人の唾液にまみれて、いったい何が楽しいのだ？

ところが、1日8時間働くとして、**人は人生のおよそ1/3は仕事に時間を使っている**。人生の1/3がつまらなかったら、正直生きるのが辛くなる。だから、**「仕事は楽しく！」**あるべきなのだ。

仕事を楽しくするコツは、その中で感じた**些細な楽しさや感動をとことんデフォルメする**ことだ。**楽しかった話はどんどん盛ればいい**し、**感動した話もどんどん盛ればいい**。もちろん嘘はよくないが、どう思うか、どう感じるかは個人の自由。つまり、仕事を楽しめるかどうかは、結局**その人の感じ方次第**なのだ。

ただし、本当の楽しさを感じるには、仕事に対する**深い理解**が必要だと思う。

誰か偉い人が言っていた。**「人はよくわからないものを嫌う傾向にある」**のだと。よくわからないから嫌いになり、自分から遠ざけようとするらしい。でも、嫌いを乗り越えて理解した先に本当の楽しさ、面白さがあったりする。だから、知ろうとする態度はとても大切だ。**知らないと、自分の周りが嫌いで溢れてしまう**から。愚痴とか悪口とか言っている暇があるのなら、**楽しそうなネタになる素材を探せばいい**のだ。

映画が理解できない子どもは2時間座っているのが苦痛でしかない。しかし、内容が理解できる大人にとっては、極上のエンタメになる。スラムダンクを見て、私はとてつもなく感動したが、私の娘たちは途中から爆睡していた。私はどんなに眠くてもスラムダンクの途中で寝れる自信がない。

つまらない仕事の中に楽しさを見出すのは、一種の技術だと思う。まずは**楽しくしようと思う**こと。そして**学び続ける**、**知ろうとする**態度をとること。**学ぶことすら楽しめるようになればマジ最強**。

些細なことに楽しさや感動を覚え、それを**人と共有**する。共有するときは、これでもかと**話を盛る**。それこそが、仕事を楽しむ、人生を楽しむ秘訣だと思う。
そして今日も私は話を盛っている。**この本の内容も盛っているかも？（笑）**

その「スキル」を私に繋いでくれた母に感謝。

5 大森、買い方を考える

時間は少し戻るが、私が赴任した当時の北茨城市民病院は、**めちゃくちゃ古くて暗い「ザ・昭和の病院」**だった。夜に足を踏み入れるのは、富士急ハイランドのお化け屋敷に入るよりも怖い。２０１１年に起きた東日本大震災では、大きな損傷を受けたらしく、そのせいで2階の一部は、ずっと出入り禁止になっていた。

実は映画のロケ地にもなったこともあり、**堤真一主演の「孤高のメス」**という映画の中で「さざなみ市民病院」という名前で登場している。きっと「地方の寂れた病院」というイメージにぴったりだったのだろう。

私の職場となった歯科外来も8畳分くらいしかない狭い部屋で、2台あるユニットはかなり年季が入っており、動かすたびにギーギーと音が鳴っていた。でも、私はこの古くて暗い昭和レトロな雰囲気が意外と好きで気に入っていた。まあ、そんなのん気なことが言えたのも、この建物で勤務するのは半年しかないことがわかっていたせいだろう。実は北茨城市民病院はその年の秋には**新病院に移転する**ことが私が赴任する前から決まっていたのだ。病院内に飾ってあった完成予想図を見ると、新病院は4階建のかなりスタイリッシュで**かっちょいい建物**になるらしい。歯科外来も倍以上の広さになり、ユニットは4台に増え歯科用CTなど最新設備も完備されるとのことで、私は内心ワクワクしていた。

北茨城市民病院に赴任してすぐ、さっそく新病院に関する会議に出席する機会があった。図面を見ながら機材の確認などをして、どんな診療室にしていくかを話し合う場だ。移転は半年後に迫っていたので、基本的な設計や内容はその時点ですでに決まっていたのだが、細かな打ち合わせが残っており、建築会社の人や担当事務の人、医科の病院専門の経営コンサルの人、医療機器メーカーの人などと会うことになった。

将来の開業準備の参考にもなりそうだし、何より初めての経験で単純に面白そう！などと思っていたが、これが**とてつもなく大変だった。**

総合病院の場合、そもそも歯科を中心に回るわけではない。診療科としての規模も決して大きくないので、ちゃんと発言していかないとあえて配慮してもらえないこともある。

しかし、歯科は特殊な機材が多いため、やれ床下には○○cmくらいスペースが必要だの、電源はここに何個必要だの、○○の壁には補強が必要だの、ユニットの配置場所には○○cmくらいは余分なスペースが必要だの、引き出しの大きさはどれくらいだの、とにかく細かい決めごとがたくさんある。だから、本来ならば**「特別な配慮」が必要**なのだ。ところが、こちらが口出ししないでいると、配管や配線の工事のやり方が知らないうちに決まってしまい、**勝手にどんどん進んでいってしまう。**

しかも担当は、業界でも有名な大手の建築会社だったので、部外者が（実際には部外者でもなんでもないのだけど）そもそも口を出しにくい空気感があった。「こっちのやり方に口出しするつもりか？」的なムードがプンプン漂ってくる。また、私が見る限り、**新病院建築におけるヒエラルキーの順位**は、

1位　建築会社
2位　院長
3位　コンサル
4位　事務方
5位　歯科←おれ、ココ

みたいな感じだったので、とにかく発言権がなく、意見することは簡単ではなかったのだ。

それでも勇気を振り絞って確認や提案をしても、こっちの言っていることを理解している気配はなく、二言目には、

「院長からこうしろと言われたんで」

「コンサルからこう聞いてますけど」

「それって事務方には確認したんですか？」

などと言い返される始末だったのである。

コンサル会社の人たちも、多少受け答えが丁寧なだけで、**歯科に関する知識が恐ろしいほど乏しい**ことに変わりはない。

コ「ユニット？　それは部屋のようなものですか？」

私「いやいや、治療用のイスのことです」

コ「超音波スケーラー？　これは器具洗浄の機械か何かですか？」

私「そうじゃなくて、歯石を取る機械です」

みたいな会話を延々繰り返すだけで、全く埒があかなかった。

くーー！！

登場人物、歯科のことなんて**誰も知らないじゃない**！！！

仕方がないので、何か伝えたいことが出てくる度に、まずは院長の了承を得て、その後コンサルにも話を通し、事務への根回しまで済ませてから、建築の人に話をしに行くことにした。別の話題になると、また初めからやり直し。私も診療しながらの対応だったので、やっとこさ空いた隙間時間に連絡しても「〇〇さん今週はいませんよー」とか、診療後に足を運んでも「〇〇さんはもう帰りましたよー」とか。

くー、まじで話が進まん！！！！！！

これが組織というやつなのか？

しかし、そうするうちにも工事は勝手に進んでいき、ストレスは溜まる一方だった。

もちろん私もやれるだけのことはやろうとしたが、いかんせん診療も多忙を極めている。そろそろ限界に達しようとしていた時に、たまたま診療室にやってきたのが、ある歯科専門の医療機器メーカーのFさんだった。つくばセントラル病院や水戸済生会総合病院でも同じメーカーのユニット（歯科診療用のイス）を使っていたので、Fさんとはあまり話したことはなかったが、顔は知っている程度の付き合いだった。なんでもこっち方面に用事があったとかで、挨拶がてら北茨城の歯科にも寄ってくれたらしい。やっと同じ土俵で話せる人が現れたような気になった私はつい、新病院建設の関係者が歯科のことを何も知らないせいで話が全く通じず、しかも工事が勝手に進んでいってしまって困っていること、だからと言って自分が全部対応するのは不可能だということを愚痴り倒してしまった。

すると、それを聞いていた彼の口から驚きの言葉が発せられたのである。

「僕でよければ現場ちょくちょく行って先生の代わりに見てきましょうか？　歯科の配置や配管のことなら僕にもわかるんで」


ええーーっ！

Fさん、まじ救世主、**救世主　F様！**

助かります！　ありがとう！　ありがとう！


その言葉通り彼はその後定期的に現場に行っては細かな修正や指示をしてくれ、私はとても心強かった。

ある日一緒に現場に行ったときも、Fさんは何かに気づき、すぐに建築会社の人と話を始めた。電源の場所のことかなんかだったと思う。

「そんなこと今さら言われても修正できないよ。前もって言っといてくれないと！」

「申し訳ありません。でもこれをしないと〇〇が設置できないんです。なんとかお願いします！」

そんな会話が洩れ聞こえてくる。

新病院の歯科のためにきっとFさんは、**私の代わりにこれまでもたくさん頭を下げてくれていたのだろう。**その姿を見てなんだか申し訳ない気持ちになった。

そんなFさんの尽力もあって、新病院の歯科は大きなトラブルなく完成した。本当にFさんには感謝してもしきれない。

自分のクリニックの開業にあたって機材や設備を揃える際にも真っ先にFさんの顔が浮かんだ。**彼から買えばきっと間違いない。**

機材や設備は数多くのメーカーがあり、どれにすれば良いかなんて正直わからないし、選ぶのは難しい。どれもよく見えるし、どれもなんか違う気がする。価格だってどこも似たり寄ったりだ。

そんな時私は、「何を買うか」ではなく**「誰から買うか」**で決めるようにしている。特に仕事に関わるものは買って終わりではなく、使っていく中でメーカーの担当者との関わりも重要になる。だから尚更、**信用する人から買いたい**のだ。

こういう買い方が正しいのかどうかはわからない。

しかし、Fさんから買った大森歯科の機材には今のところ満足している。

6 大森、昼飯を出す

ある日の昼休み、とあるスタッフが**カップ麺にお湯を入れるところを目撃**した。

「こらっ！　そんな昼飯だと、元気出ないだろ！　午後の診療、持たないぞ！　今は若いからいいものの、歳をとると、お昼をしっかり食べないとすぐに疲れちゃうんだぞ！　若い頃の無理が歳を重ねる毎にジワジワ効いてくるんだぞ！　こらっ、聞いてるのか！」

……とは言わず、

「それだけだと、午後持たないんじゃない？」

と優しく聞いてみるのがやっとの小心者大森。

すると、そのスタッフはため息まじりにこう返してきた。

「先生は子どもの弁当を作る主婦の気持ちをちっとも理解していないんですね。主婦の朝は忙しいんですよ！」

なるほど。確かに私の妻も朝は忙しそうだ。

そこで大森は考えた。

昼くらいはちゃんとしたものを食べてほしい。なぜなら、午後の仕事に支障をきたすかもしれないからだ。院長として、これはとても困る。第一、健康を与える医療従事者が、ちゃんとした飯を食ってなかったら、果たして健康を与えることができるのだろうか。でも毎朝、弁当を作るのは大変だから自分で作ってこいというわけにはいかない。うーん、どうしよう。こいつは難問だ。

ポクポクポク、チーン！
大森一休は閃いた。

こうして大森歯科で始まったのが、**昼飯の支給**である。
弁当を頼む、頼まないは個人の自由。ダイエット中の方は頼まなくて結構！　でも、院長として、スタッフには昼くらい**ちゃんとしたものを食ってほしい。**我ながら名案だと思う。自画自賛。

会社を英語で**カンパニー**と言う。語源は、一緒に（com）パンを食う（pany）という意味らしい。
日本語にも、**「同じ釜の飯を食う」**という言葉がある。スタッフは、毎日みんなと同じ弁当を、毎日みんなと同じ時間に食べる。もしかしたら**大森歯科の「和」**は、ここから繋がっているのかもしれない。

「先生、弁当屋が休みの土曜は、うどんの出前を頼んでもいいですかー？」

ちょっと待て、うどんはいくらだ？

7 大森、スタッフ理念を考える

開業して間もない頃、表には出さないがスタッフに対してイライラしていた時期がある。もっとスムーズに診療したい、もっと院長の言うことを聞いてほしい、もっとやる気を出してほしい……などなど。

開業したての院長あるあるなのかもしれないが、スタッフに辞められては困るので言いたいことがあっても言えない。余裕なんてないのに、余裕があるフリをする。本当は注意したいのに見て見ぬフリをしてしまう。次第に、なぜ言わないと分からないのか、なぜ自分で気付けないのか、なぜやる気を出さないのか、スタッフのせいにしてしまう。

良くない、良くない。

私より数ヶ月前に開業していた同期のG君と電話で話した時に、同じ院長という立場で分かってくれると思い、彼に愚痴をぶちまけたことがある。

「普通、〇〇くらい分かるよねー」

「普通、〇〇くらいやってくれるよねー」

「普通、〇〇くらい気付くよねー」

「普通……」

「普通……」

「普通……」

……

改めて思い出してみると、こりゃ、ひどい仕上がりだな、大森。

電話口でG君は私の話を黙って聞いていてくれたが、大森の話がひと段落つくと、おもむろにこう言った。

「大森君、**感謝の気持ち**を忘れてないかい？」

はあ？　感謝？　何に？

「スタッフは自分の貴重な時間を大森歯科のために使ってくれているんだよ。それも毎日。確かに至らない部分はあるかもしれないけど、そこを責める前に、**まずは感謝することから始めてみたらどう？**」

ガーン。

頭を殴られたような衝撃を受けた。
たしかに、私は**感謝の気持ち**を忘れていた。

G君は続いて、こう言った。

「忙しくなって、余裕がなくなってくると、**最初に忘れるのが感謝の気持ちだよ**。そして感謝の気持ちをなくした時ほど、様々な問題が起こって、いろいろうまくいかなくなる。おれは、なんか最近うまくいかないなーと思ったら、感謝の気持ちを忘れていないか振り返るようにしているよ。大森君も是非やってみて」

G君ありがとう。目が覚めましたわ。

「**スタッフ理念はある?**　いつも忘れないように、スタッフ理念を作ると良いよ」
G君はそういうと、お互い頑張ろうと電話を切った。本当に彼の存在はありがたい。
なるほど、理念か。開業前に行ったセミナーでもそんなこと言われてたような。大森歯科はコンセプト(組織理念)は決めていたが、**スタッフ理念**は決めていなかった。よし考えてみよう。

理念とは、その組織の根本となる考え方。
スタッフ理念には、組織がどんなスタッフを求めているか理想像を示す必要がある。

次の日から、この医院にはどんなスタッフ理念が合っているのか考えるようになった。
あんまり長くても覚えられないし、あんまり立派すぎると誰にも響かない。
今いる大森歯科のスタッフに馴染むような、そんな理念はないだろうか。
まずはスタッフのことをよく観察することから始めた。

大森歯科のスタッフはとにかく明るい。そして元気が良い。平均年齢が若いこともあり、元気が良すぎるくらいだ。**この空気感が大森歯科の強み**だと思っている。患者さんも、そんなスタッフを見て元気をもらえるかもしれない。**明るく、元気よく。**

そして私のモットーは**「仕事は楽しく」**だ。みんなにも楽しく仕事をしてほしい。

医療関係者は、**患者さんに健康を与える存在**でなくてはならない。**健康を与えられる人**はどんな人だろう。どんな理念を持つスタッフがいれば、患者さんは健康になれるだろう。

数日間モヤモヤ考えて、思いついた。理念はこれだ。

大森歯科のスタッフ理念

「明るく、楽しく、元気よく。感謝の気持ちを忘れずに。」

何かの標語みたいだが、わかりやすいし、覚えやすい。大森歯科の理想のスタッフを表す良い言葉だ。

私は、この言葉を書いた紙をスタッフルームや玄関、洗浄室など色々なところに貼り、スタッフのネームプレートの裏にも入れるようにした。いきなり変な紙を張り出した院長を見て、スタッフは怪訝な顔をしていたが、理念は気に入ってくれたようだ。

今でもたまに、未熟な院長大森は、イライラしてしまうことがある。でもこの紙が目に入ると、**感謝する気持ちを思い出し、明るく、楽しく、元気よくあろうと、気持ちを切り替える**ことができる。スタッフに向けて作った理念のつもりだったが、もっとも響いていた人は他でもない、**自分自身**だった。

G君、気づかせてくれて、ありがとう。感謝、感謝。

8 大森、小児矯正を知る

私の**かわいいかわいい長女**は小さいころから**「パパに似てるねぇ」**とよく言われていた。

私の顔は、明らかに下顎がでかい顔なのだが、なんとなくそれも似ているような気がする。「何もそこまで似る必要はないんじゃないか？」と内心思っていたのだが、4歳になる頃には、以前よりそれが目立つようになっていた。

「ああ、そっか、大好きなパパに面白い顔を見せようと、アゴを前に出しているのか！　わかったわかった。面白い顔はもうわかったから、普通に咬んでみなさい」

しかし、実はそうではなかった。

上の歯が下の歯の内側で咬み合わさっている。

専門用語で言えば**「下顎前突《カガクゼントツ》」**あるいは、**「反対咬合《ハンタイコウゴウ》」**というやつで、いわゆる**「受け口」「シャクレ」**と呼ばれる状態だ。私自身は歯並びに問題はないので、別に私に似たわけではなかったのである。

実は歯科医師免許さえ持っていれば矯正治療を行うこと自体は許されている。専門的な矯正の技術の有無に関わらず、「矯正歯科」の看板を掲げることも違法ではない。しかし、通常の歯科治療と矯正治療は全く違うものなので、本来であれば、専門的技術を別に学んでいない限り、普通に考えれば施術などできるはずはない。

かくいう私も歯科医師であるとはいえ、矯正の知識は学生レベルでしかなかった。

だからあくまでも娘のために、必死で反対咬合について調べてみた。するとどうやら、マウスピース的なものを数ヶ月使うと治ることもあるらしい。有力な情報を突き止めた大森は、すぐに大都会東京のお茶の水までセミナーを受けに行った。そのセミナーの講師が薦めるマウスピースを使って、**唇と舌の力をうまく分散すれば正常な咬み合わせに戻る**のだという。

「こんなんで治るのか」と半信半疑ながらもその場で購入し、さっそく娘に使ってみることにした。

いやー、大森、4歳児をなめてたね。

娘の口にマウスピースを入れると、「ゲーっ」と言って吐き出す。「歯並びが綺麗になるよー」「美人さんになるよー」「パパとママはマウスピースを使う○○ちゃんが好きだなー」など言い含めてみたが、口に入れては「ゲー」。次の日も「ゲー」。次の次の日も、「ゲー」。

ゲーゲーゲー。

カエルか!

「そもそも、子どもには使えないんじゃないのか?」という疑問も頭をかすめたが、よくよく思い出してみると、セミナーでは3歳でも使えた症例を見た。

あれは嘘か?

いやいや、さすがにセミナーで嘘は言わないだろう。

半分諦めかけていたとき、娘の様子を見て、閃いた。

そうだ、**私たちにはYouTube先生がいる**じゃないか！

娘はとにかく朝から晩までYouTubeを見ている。

まあ、見ている間は静かにしてくれるから、いろんな場面でありがたく使わせてもらうが、いかんせん副作用が強い。気がつけば、娘はパパの話をYouTube見がてら聞くようになってしまった。パパが話そうとすると、この動画が終わってからね！とか言われる。「〇〇チャンネル、登録お願いしまーす！」って、何がおもろいねん！　パパの話は、ちゃんと聞きなさい！　昭和なら茶碗投げられてるぞ！

そんな娘に、私は宣言した。

「今日からYouTubeを禁止にします。特例として、マウスピースを入れてる時だけ、見ていいことにします」

娘の絶望感は半端なく、傍目にも伝わってくる。でも親として**絶対に負けられない戦い**がここにはある。

すると昨日までゲーゲーガエルだった娘が、おとなしくマウスピースを装着した。そして、何もなかったようにYouTubeを見始めた。

さすがカリスマＹｏｕＴｕｂｅ先生！

こうして娘の反対咬合は、数ヶ月後に改善された。小４になった今も綺麗な歯並びをしている。

ＹｏｕＴｕｂｅ先生、ありがとうございました。

9 大森、ワインが分からない

家族の話が続いたついでに、うちの親父の話もさせていただく。

親父は超がつくほどの**ワイン好き**だ。もう好きを通り過ぎて、ワインを飲むのが生き甲斐になっている。

たぶん、ありゃ**アルコール依存症**だ。

今でも私が実家に帰るたびに、親父は言う。

「翔英、今日は〇〇年の〇〇を開けようと思う。飲んでくか？」

はぁ。なら、少しだけ。

「今日はな、〇〇の誕生日だろ。だから思い切って、〇〇年の〇〇を開けようと思う。少し飲んでみるか？」

はぁ、んじゃ、少しだけ。

「とっておきのがあるぞ。今回のお祝い用に取っておいた〇〇年の〇〇だ。なかなか飲めないぞ。いいから、飲んでみろ」

へぇ、ほんなら、少しだけ。


このうっすいリアクションでお気づきのように、私はまったくワインがわからない。

というか、そもそもお酒があまり強くないため、いつも酔っ払ってしまってあまり味を覚えていない。学生の頃は、お酒で記憶を失った回数数知れず。潰れた私はよく誰かにおんぶされて帰っていたらしく、目が覚めると、自宅にはたくさんの友人が寝ていた。私が寝たあとの私の部屋は三次会の会場になっていたようだ。その節は大変ご迷惑をお掛けしました。


そんな息子に、親父はワインの魅力を力説する。

「どーだ。いい匂いだろ」

「開いてきただろ」

「これはまだ若かったな」

「少し枯れてきたか」


うん。わからん。

まさに「のれんに腕押し」。「ブタに真珠」。「大森にワイン」。さぞかし辛かったと思う。申し訳ない。

ある時、なぜそんなにワインが好きなのか聞いてみた。

「道路1本挟んだ畑の違いで味や値段が全然違う。その畑やその年の気候、環境のほんのささいな違いが、ここまで大きな違いになるんだ。また、飲み頃になる年数もそれぞれ違う。ちょうど飲み頃になったワインをベストなタイミングで飲む。これがなかなか難しい。どうだ、**壮大なロマン**を感じないか?」

なるほど。わかるような、わからないような。

ただ、親父はもちろんワインの味が好きだが、それ以上に**気心知れた人と一緒に飲むワイン会の雰囲気**が好きなのだそうだ。

親父が言うには、人はワインを飲むとき、**少し気取った態度**、**スカした態度**を取りたくなるらしい。いつもはガサツで言葉や態度が悪い友人も、ワインを飲む時はダンディなオシャレオヤジになるそうだ。たぶんワインに酔ってる自分に酔ってしまうのだろう。

普通飲み会の場では、どうしてもマイナスの話が横行して、喧嘩を始めたり、泣き出したり、愚痴を言い合ったりすることになりがちだ。

ところがワイン会のときはそうはならず、美味しかったお店の話や楽しかった昔話、これからやりたいと考えている夢の話など、**プラスの話になりやすい**のだと言う。確かに気取ったオトナが喧嘩などするはずがない。**「ワイン好き、愚痴こぼさず」**なのだ。

子どもの頃、家族でちょっと高いお店にご飯を食べに行った記憶がある。会計のときに、値段を見て、「こんなに高いなら、そのお金で○○買ったほうがいいじゃん」と言う私に親父は優しくこう言った。

「家族や仲の良い人と、美味しいご飯を食べられる時間は、**何よりも価値があるん**だぞ」

当時の私は良くわかっていなかったが、今ならわかる。

クリニックのスタッフみんなとご飯を食べに行き、みんなが美味しそうに食べているのを見ると、「あぁなんか頑張ってきて良かったなぁ」「幸せだなあ」としみじみ感じるからだ。

ワインはいまだによくわからないが、**仲間と一緒に美味しいものを食べる価値**は、少し理解できた気がする。

物より思い出。プライスレス。

10 大森、新しいハラスメントに出会う

大森歯科のスタッフ理念に、**「感謝の気持ちを忘れずに」**という文言がある。

忙しくなると忘れがちな感謝の気持ちを、声に出して**「ありがとう」**ということで、医院の中に感謝し合う空気感が生まれるのだ。

特にルールを決めたわけではないが、気がつくと当院には、スタッフが皆、些細なことでも**「ありがとう」**と言い合う雰囲気が出来上がっていた。

スタッフ理念が浸透したのかな？（嬉）

そのため、大森歯科・口腔外科は、今日も**「ありがとう」**に溢れている。

器具を持ってきてくれたら「ありがとうございます！」

タオルをたたんでいるのを見かけたら「ありがとうございます！」

洗い物をしている横を通りかかったら「ありがとうございます！」

お昼の時間のお弁当を前に「……」

ここは、ないんかい！（笑）

とにかく**ありがとうに溢れる良い職場**だ。

癒しの音楽などBGMにこだわるクリニックも多いけれど、私は、**患者さんに聞こえたときに楽しくなる言葉こそが、最高のBGM**だと思っている。

「ありがとう」と聞いて嫌な気持ちになる患者さんは、まずいない。

ところがある日、あるスタッフに相談された。

「〇〇したのに、ありがとうって言ってもらえなかったんです」

また、別の日には別のスタッフがこう泣きついてきた。

「ありがとうって言わないといけない雰囲気が辛くなる時があります」

……

「ありがとう」と言われないと辛いし、「ありがとう」と言わなきゃいけないのも辛い。

これは最先端の「ありがとうハラスメント」、通称**「アリハラ」**ってやつなのか。

うーん。そもそも、「アリハラ」とはなんだ？　アリハラ？　有原？　私にそんな知り合いはおらーん。

私はなんでもかんでもハラスメントにする、コンプライアンスにまみれた現代の風潮にここで異を唱えたい!!

そもそも、ありがとうは、漢字で書くと**「有難う」**。つまり、**有るのが難しい**ってことだ。反対語は**有るのが簡単**という意味を表す**「当たり前」**。

気がつけばいつの間にかスタッフは「ありがとう」と言われることが「当たり前」となり、「ありがとう」と言わされる雰囲気が「当たり前」の職場になってしまっているではないか！

こりゃ大変だ！

私の娘たちが喧嘩をした。どうやら、〇〇をしてあげたのに〇〇ちゃんがありがとうと言わなかった、というのが原因らしい。

「普通〇〇してもらったら、〇〇ちゃんありがとうって言うよね。だから〇〇ちゃんに怒ったの。こういうときは、『ありがとう』って言うのが『当たり前』なんだよって。そしたら、喧嘩になっちゃったんだよ」

えーっと、まず、どこから説明すれば良いのだろうか。

まず、「ありがとう」はもともと「有るのが難しい、かけがえのない瞬間に使う言葉」である。しかし、その「ありがとう」が日常になってしまった今、「ありがとう」は「当たり前」の礼儀となり、「ありがとう」を言わないことは失礼にあたる。そのため、大したことではなくても、とりあえず「ありがとう」を言えば角が立たなくなる。だから私はあまりうれしくないが、とりあえず、「ありがとう」を言うようにしている……。

ん？　途中からおかしくなった。もう一度最初から。

「ありがとう」は有るのが難しい。そして「当たり前」の反対語で常に周囲へ感謝の気持ちを忘れずに、そしてその「ありがとう」が「当たり前」になると……、なんだったっけ。よくわからなくなってきた。わけわからん。

どうやら、私は「新たに定義された新世代ハラスメントを理解できずに苦しむハラスメント（通称アラハラ）」に遭っているようだ。

くれぐれも皆様、**アリハラ（アラハラ？）**にはご注意を。

11 大森、歯科大の同期と飲む

コロナ前の話だが、久しく会っていなかった**歯科大時代の友人**と集まって飲む機会があった。

学生の頃は、誰もが皆、歯科医療に夢を抱き、理想の歯科医師、理想の歯科医院、理想の歯科治療、理想の開業などについて、飲みながら熱く語りあったものだ。


「おれは全国で**有名な歯科医師**になる！」

「おれはセミナーをガンガンやるような**カリスマ歯科医師**になる！」

「おれは海外で活躍する**ワールドワイドな歯科医師**になる！」

「おれはカンボジアに行って**恵まれない子ども達の治療をする！**」


みんな若かったねぇ。青かったねぇ。

そんな仲間たちも卒後10年を超え、自分のクリニックを開業したり、分院長やったり、大学の医局に残ったりと、**それぞれの歯科医師人生を歩んでいた。**

久しぶりだったこともあり、最初は学生時代の話で盛り上がっていたが、時間とともに酔いも回り、話題は「今」に移っていく。


「お前のところの**売り上げ**はどうだ？」とか、

「先月**レセプト**は何枚だ？」とか、

「テナントの**家賃**はいくらだ？」とか、

「スタッフの**給与**はいくらだ?」とか、
「機材の**コスト**はどうなんだ?」とか、
「なんかいい**投資先**はないか?」とか、
「**不動産**やってる?」とか、
「**仮想通貨**は儲かるの?」とか。

カネの話ばっかじゃん!

もちろん、おれも別に金は嫌いじゃない。むしろ好きな方だ。

にしても**カネの話**、多くね?

そして気がつけば、「高い自費治療を決められたー」とか、「その自費治療はどんな話し方で薦めたー」とか、自費の値段マウント合戦まで始まった。

「おれなんかインプラント〇〇本入れたことあるぜ」
「おれなんか全額自費のケースを〇〇例したことあるぜ」

「おれなんか」
「おれなんか」
「おれなんか」

……うーん。**またカネやん。**

もう**医療じゃなくビジネス**になってるやん。

確かに自費治療はすばらしい。保険治療に比べて、良い材料を使えるし、保険適応でない先端治療もできる。また、歯科業界の場合、保険の制約が多すぎるという問題は確かにある。インプラントやセラミックや矯正治療はこんなに普及しているのに、未だに保険適応外だ。今後も保険適応になる見込みは薄いだろう。医科の世界では、新たな治療法が見つかれば、保険に組み込まれることが多いらしい。最新の治療は自費で、という歯科の文化はある意味、特殊なのかもしれない。だからと言って、保険治療が悪いわけでは決してないと思う。少しずつだが、保険適応の治療の幅も広がりつつあるし、**値段の高い安いは、治療の良し悪しにあまり関係ない**と個人的には思っている。少なくとも値段が高いのがいい治療で、安いのは悪い治療というのは完全な思い込みだ。

そもそも世の中は、高級なベンツが欲しい人ばかりではない。中には気軽に使える軽自動車がいい人もいるわけで、**その人その人でニーズは違う。**現に、国民は毎月保険料を払っていて、ほとんどの人は保険で治療を受けたいと考えているのだから、その希望に応えることは歯科医師として当然だと思う。経営者としてお金の問題が常に付きまとっているという事情は理解できる。**経営者の悩みの中心はだいたいいつもカネなのだ。**

でもせっかくこうしてかつての盟友たちと久しぶりに会っているのだから、とりあえずカネの話は置いといて、良い治療をした話とか、新しい取り組みがうまくいった話とか、仕事であった楽しかった話とか、そういう話をしたい。でも、そう言うと、「青いねー」「大森は理想と現実をわかってないねー」などと言われてしまった。

いやいや、おれもカネは好きよ！

でも、今日ずっと**カネの話**しかしてないじゃん！　カネゴンか！

そしてふと思った。

たぶん、お金のことで心配が少ない、安定して余裕のある経営をできていれば、お金の話は二の次にして、今でも夢を語れたりするのかもしれないな。

そうならないのは、**今の歯科業界にその余裕がない証拠**なのかもしれない。

だったらみんな**田舎で開業すればいいのに。**

保険メインでも十分やっていけるぜ。

歯科医療の夢を熱く語ってたはずの仲間たちが変わっていく様を見て、**少し切ない気持ち**になった大森であった。

12 大森、プラークコントロールは欠かさない

最近の私はよく**トイレに籠る。**なぜならこの本の執筆をしなくてはならないからだ。トイレでの執筆はとてもはかどる。何せ安心感が違う。なぜそんなに安心するのか。そう、私は地主もとい、**痔主だからだ。**

奴との付き合いはもう長いものでかれこれ20年以上になる。何事も初対面というのは一番インパクトが強いと言われるが、奴との出会いほどインパクトが強かったものはない。

当時高校生だった私は、友人と買い物に来ていた。水戸の町の今はなき超大型量販店の、確か「スパークリングセール」なるものに行ったときのことだった。ポールスミスかコムサのショップにいたときだったと記憶している。

突如、**デリケートな部分を襲う強烈な痛み。**その場で座り込む私。混雑した店内。周りにはセールで安く売られている欲しかった服達。家に帰りたくても私は立ち上がることができず結局友人におんぶされ

ながら、駅のホームに向かった。ちなみにその後銀行員になったその友人には今も何かとお世話になっている。

歯学部時代、「その筋」の偉大な先輩に、奴について相談すると、その先輩はしたり顔でこう言った。

「上の口だけではなく下の口にもプラークコントロールは必要だぞ」

「プラークコントロール」

ＣＭなどで良く聞くこの単語は、歯科の用語として有名だ。

「プラーク」とは**「細菌の集まり」**で、**コントロール**とは**「制御する、管理する」**を意味する。

そして、悪い細菌の数をゼロにすることは不可能であるが少なくすることはできる。つまり「プラークコントロール」とは、**体に良くない細菌をできるだけ少ない状態にして病気になりにくい環境を維持する**ことである。例えば歯周病など、普段は何とも感じない病気も、歯周病菌の数が多ければ、少し体調を崩しただけで症状がでる。

また、「口」と同じように、腸から始まる体の出口にもたくさんの細菌が集まっている。だからここも清潔に保たなくてはならない場所なのだ。たとえ何も症状のない日であっても、しっかりケアすることを忘れてはいけない。

日々の生活が忙しいと奴の存在をすっかり忘れてしまうが、宿主（私）の体調が悪くなると、これはチャンスとばかりに悪い細菌が元気になって炎症を起こし、腫れ上がり、**奴はキレて血を吹き出す。**さらに悪化すると擦れるたびに歩けないほどの痛みが生じ、お尻を開くように内股でしか歩けなくなり、ドーナツ型のクッションの上にしか座れなくなる。ドーナツ型のクッションを持ちながら内股でうろつく人を見たら、**決して笑ってはいけない。**歯科医師国家試験前に発症した時の私はまさにこれだった。私にはその辛い気持ちがよく分かる。

痔主の皆様。奴を侮ってはいけない。少しでも体調管理を忘れようものなら、

「ぼくはここだよ！！」

と顔を出してくる。

そして、全く空気を読んでくれない。今は出る時じゃねぇ！って時に限ってひょっこり顔を出してきたりする（セール中とか国家試験前とか）。

体調の良し悪しは、体の入口と出口に出る。**体の入口と出口は、体調のバロメーター**となるのだ。

そういえば、ある時常勤ドクターのS先生が、

「自分、恥ずかしながら痔でして」

と話し始めた。すっかり嬉しくなり、

「おれも、おれも！」

と、痔主の先輩風を吹かせ、下の口のプラークコントロールについて細かくレクチャーする私。

「まずは洗面器にぬるま湯を張ってだな、刺激性の少ないオーガニックのできれば固形石鹸を泡立てて……」

なんて具合に。


そんなわけで、**大森歯科のドクターは、今日も仲良しです。**

13 大森、妹を歯科技工士にする

国家試験に合格し、妻はめでたく歯科衛生士となったわけだが、衛生士の勉強を始めたあたりから私への態度が変わったような気がする。

「へぇ、歯医者さんってこんなことまで考えてたんだねぇ」

「今日は疲れたでしょ。ビール飲む？」


はぁ、優しい。

もうこれだけで妻を衛生士の学校に入学させた甲斐があったってもんだ。

私の周りには、私に厳しい女性達がなぜかたくさんいる。その筆頭であった妻が衛生士の仕事を学ぶにつれ、驚くほど優しくなっていくことに満足した私は、次なるターゲットを設定した。

それは私の妹だ。

すでに書いたように、私には3人の妹がいる。長女は私と同じ歯科医師。末っ子はうちの系列医院で事務受付として勤務している。

つまり、**ターゲットは真ん中の妹だ。**

彼女は、2歳の頃に若年性リウマチという病気を患ってから車椅子生活をしている。

そんなハンディを感じさせないほど我が強く、小さな体でよく兄貴である私に喧嘩を売る。

私が浪人生だったある日、実家に帰ると、妹達が全員私を無視しだした。どうやら私の態度か振る舞いが良くなかったらしい。わけもわからず私はあたふたしたものだが、今思えば次女の差金だったに違いない。

まぁ、とにかくそんな次女は、人一倍プライドが高く、人に頼ろうとしない。助けてもらうことに拒否反応を示す、はっきり言えば「めんどくせぇ性格」だ。

彼女は親父の運営する老人ホームの事務職の仕事をしていたのだが、親に食わしてもらってる感は否めないので、「私の人生、誰かに食わせてもらう運命なのよ」とひねくれまくっている雰囲気を醸し出していた。

いやぁ**ネガティブ匂わせ女子。**

そんな彼女には特技があった。とにかく**手先が器用なのだ。**

私の結婚式のときには、プロ顔負けのクオリティでリングベールを作ってくれたり、親族の誕生日会をやるときには、パティシエ顔負けのケーキを作ってくれたり、老人ホームでは入所者の家族向けに施設新聞を発行したり。しかも、自分に与えられた仕事にはいつも120%の力で応えようとするので、頑張りすぎてその後体調崩したりするのも珍しくない。とにかく、人から求められると力を発揮する点においては、私と良く似た性格だ。

そこを兄貴は見逃さず、

「車椅子のお前にも取れる**国家資格**があるぞ」

「**歯科技工士**って仕事は手が器用で目が良いお前にもってこいだ」

「技工士科に通うとしてもたった**2年間**だぞ」

「2年で**国家資格**取れる業種なんて、他にはあまりないぞー」

「ちょうど今妻が茨城歯科専門学校の衛生士科に通っているから、そこの技工士科に来年入れば一緒に通えるし、**一緒に卒業**できちゃうぞ」

などと、メリットを超強調したあとに、

「どーだ。やってみないか?」

と、水を向けてみたところ、

「やるやる〜」


軽っ。

これまた超前向きな返事が返ってきた。

そこでまた、専門学校の知り合いに連絡した。

「車椅子の妹、技工士科に入れますか?」

「願書書いて面接試験受けてくれれば良いですよ。どうせ定員割れですから」

こっちも定員割れなんかい!

そして翌春、彼女は32歳で技工士科に無事入学した。念の為、保護者として参加した入学式では、何かの記念にと、やはり看板の前で写真を撮り、ビデオ撮影をした。この日はなぜか母の美香子もいた。

なんと学校側は、**彼女の入学に合わせてトイレを改修してくれたり、階段に車椅子用のリフ**

トを設置してくれたりした。ハンディのある生徒を迎え入れることへの**本気度**が感じられたのは、本当にうれしかったし、感謝している。ありがとうございます。

改めて説明すると歯科技工士とは、お口の中に**入れる被せ物や義歯といった「補綴物《ほてつ》」を作るプロフェッショナル**だ。世の中にある補綴物のほとんどは、歯科医師ではなく**歯科技工士が**作ったもので、それが体の一部となり、患者さんの食事の楽しみを作っている。現在では成り手が減り、茨城歯科専門学校の技工士科は、**一学年10人に満たない**年も多い。たぶんこれを読んでる皆さんのお口の中にも、何かしら被せ物や詰め物があるという人は多いと思う。もちろんない人もいるだろうが、多くの人がお世話になっているはずだ。

そんな人も毎日の食事で、口の中の銀歯の存在を意識したりはしないだろう。なぜなら銀歯というものが、普段は意識することもないくらい違和感なく、自然に口の中で馴染むように工夫して作られているからだ。その仕事を担っているのがまさに歯科技工士なのだが、彼らはあまり患者さんの前に姿を現さないため、世間での認知度は低いかもしれない。

時には口の中を覗いて、銀色に光る被せ物を見てほしい。技工士たちの魂や思いがそこに詰まっている。

そして妹は妻と同じく2022年3月に専門学校を卒業し、34歳のときに歯科技工士免許を取得した。翌

4月からは我が大森歯科の技工士として活躍している。

彼女が入職して間もないころ、彼女の作った被せ物が初めて患者さんの口に入る日が来た。患者さんの感触は良好。帰り際、私は妹をその患者さんに紹介した。

「彼女は当院の歯科技工士です。実は4月に入職しまして、実は〇〇さんに今日、彼女が初めて作った被せ物を入れさせて頂きました」

「そうでしたか。いやぁ綺麗な歯で自分の歯みたいです。まったく違和感ありません。逆に初めてが私でいいのでしょうか。なんか初めてって、嬉しいですね。こちらこそ、ありがとうございます」

その言葉を聞いて妹は涙ぐみそうになっていたが、その後は笑顔も浮かべながらその患者さんと話をしていた。そして、患者さんのほうも笑顔だった。

その様子を見ながら、私もついうるっときてしまった。

「ああ、妹の最初の患者さんがこの人で良かった」

そして同時に思った。

「妹よ。まんまと、**兄貴の罠**に引っかかったな（笑）」

彼女には、これからも大森歯科で**馬車馬のように働いてもらう**つもりだ。

ファッファァッファァ。

14 大森、コロナになる

開業してまる3年が経とうとした2022年の10月、**大森歯科にも、コロナの波がやってきた。**というか、**院長である私がコロナになってしまったのだ。**

症状は少し咳が出る程度だったのだが、とりあえず抗原検査をしたら、出ました、**陽性**。

……嘘でしょ。

念の為、もう一回抗原検査したら、ふたたび出ました、**陽性**が。

正確かい！　間違いとかないんかい！

そんなわけで急遽、クリニックを1週間閉めることにした。

まず頭に浮かんだのは、すでにぎっしり入っている予約患者さんをどうするかだ。

翌日の午前ぶんの予約移動は、すぐにスタッフがやってくれた。助かりました！

残りは6・5日分の予約だ。

これもスタッフにお願いしようか。いやいや、このままクリニックの中で仕事をさせてしまうと、**私のコロナをうつしてしまうかもしれない。**

さて、どうする?


コロナ陽性になった、私。

症状はあまり辛くない、私。

3人の小さなコロナ陰性の娘と、笑顔が美しい4人目妊娠中でコロナ陰性の妻がいる、私。

そして、明日からまるまる1週間休みになった、私。


……おれがクリニックに来て電話すればいいんじゃん!

電話でコロナはうつらないし。

どうせ昼間は暇になるし。

家に帰れば家族にうつしちゃうかもしれないし。


……というわけで、大森の隔離生活は始まった。

朝は家族が起きる前に車でクリニックに行き、昼間はひたすら予約変更の電話をかけ、空いた時間でテレビ電話で家族と会話して、妻から娘たちが寝た連絡を貰ってから家に帰る。

帰ったら妻が用意してくれた食事をチンして食べ、換気の良い窓全開の寒い風呂に入り、家族とは別の換気の良い窓全開の寒い寝室の窓を閉めエアコンを強にして寝る。

翌朝は家族が起きる前に起き、部屋の窓を全開にして、妻が用意してくれた朝食のパンを食べ、妻が用意してくれたコンビニ弁当を片手にクリニックに行く。

あぁ、妻の愛を感じる。

そして、**風呂が寒すぎる。**


電話で伝える内容も考えた。

やっぱり院内でコロナが出たことは正直に言うべきだろう。

ただ私がコロナになりました、と言うべきなのだろうか？

うーん。ここはふんわり言って、聞かれたら正直に言おう。


「**当院の関係者に**コロナ感染者が出てしまったため、急遽お休みさせて頂くことになりました」

これが無難か？　嘘はついてないもんね（汚ねぇぞ、大森！）。


こんな感じで、朝から晩まで、電話をし続けた。電話に出られない人には時間を置いてかけ直し、留守電になってしまう人にはメッセージを残し、相手が仕事している人なら昼休みや帰りの時間帯を狙って電話をした。話ができたら、都合の良い曜日や時間帯を聞くが、100％希望に沿うのは難しく、「ご案内できるご希望の日はこちらしかございません」と電話越しに頭を下げる。

いやぁ、**めちゃくちゃ忙しい**。普段より大変かも。休み日の方が休みじゃない日よりも忙しい。どないやねん。

自分が診療しているとき、ふとアポ帳を見ると、予約を変更した形跡がたくさんあった。以前は「あーあの人都合悪くなったんだー」程度の感覚しかなかったが、その**変更の電話の中で様々なやりとりがある**ことを初めて知った。

予約の入っていた合計約400名の患者さんすべてに連絡がついたのは、**4日目の夜だった**。こんなに、朝から晩まで電話する生活は初めてだ！

電話をするだけだと高を括っていたが、想像していたより**めちゃくちゃ大変な仕事だった**。

そしてもう一つ、大事な気づきがあった。

電話をかける前は、不可抗力の出来事だとは言え、何かしらクレームが出ることはある程度覚悟していた。

「それはそちらの都合でしょ！　休んでる間に痛くなったらどうするんだ！」

「なんとか予定を工面しているのに、そちらから変えてくれとは、何様だ！」

「わかりました。もう行く事はありませんので予約変更しなくて結構です」

そんなふうに言われても仕方ない。でも怖いなぁー。

しかし、避けるわけにはいかないので、覚悟して電話をかけた。


しかし、蓋を開けてみると、**約400名の患者さんのうち、私が恐れていたようなクレームを言った方はゼロ。**不快そうな反応を示した方もいるにはいたが、それは数名で10名にも満たない。

残り390名以上の方は、**むしろ快く変更に応じてくれた。**

「先生も大変だなぁ」と同情してくれる人が大半で、

「困ったときはお互い様ですよ」

「ちょうどこちらも変更しようと思ってたところなので、気にしないで下さい」

なんて言ってくださる人もいた。

普段何気なく診察していた患者さんが、実は**こんなに良心的で協力的な人たちばかりだということ**に気づいたのだ。


「コロナになって良かった」とはもちろん言えない。

でもコロナを通じて、改めて**大森歯科は患者さんに恵まれている歯科医院**だなぁと再確認できた。

そういう意味でコロナ感染は私にとって必要な経験だったんだと思う。

15 大森、の日常

ありがたいことに大森歯科の運営はとても順調で、今日もたくさんの患者さんに来て頂いている。開業後のスタートダッシュもうまくいき、医療法人裕正会での学びをもとに、「予防歯科の仕組み」や「自立して働くスタッフを育成する仕組み」を整えたことも大きかったが、それ以上の秘訣として挙げられるのは、地方都市ならではのメリットを存分に享受できていることだと思う。

この本の出版の打ち合わせの際にそんな話をしていたら、**私の普段の様子**が具体的にわかると、今都心に住んでいる人にも、地方都市で歯科医師として開業した場合の生活のイメージが湧きやすいのではないか、と言われたので、ここでちょっと書いてみようと思う。

余談だが、娘たちがハマっているYouTube動画に「耐子の日常」というやつがある。ご存じでない方もいると思うので、軽く紹介させていただくと、耐子《たえこ》という、20代〜30代くらいのOLの女性が、同僚や友人に理不尽なことを言われたり、されたりするのを笑顔でひたすら耐えるアニメーション動画だ。動画の最後には、ゴキゲンな音楽で「たえこのにちっじょー♪」と流れてオチになる。これがなかなか面白い。

さらに余談だが、私の義理の母もたえこ（妙子）である。余談だらけで申し訳ない。

というわけで、耐子の日常ならぬ、**大森の日常、やります。**

あ、まず、私の家族構成は、妻と娘が４人（小４、小３、年長、０歳）。そのほかに犬を２匹（オス14歳：チワワ＋ポメラニアンのＭＩＸとメス13歳：ビーグル＋ポメラニアンのＭＩＸ）飼っている。家は４ＬＤＫ２階建ての持ち家。車は国産ミニバンと輸入車ＳＵＶの２台所有している。

朝は５：30ころに目覚め、すぐにトイレに行く。ここで原稿を書いたり本読んだりしながら**下のプラークコントロール。**

６時過ぎに再び布団に戻って目を閉じる。そして、次に目を開けた時には７時になっている。

やばい、子ども達、遅刻するぞ。

まず長女と次女をベッドから床に引きずり落とす。肩をバンバン叩き、「起きろー」「着替えろー」と叫ぶ。ただし、三女と四女を起こさない程度の音量で。三女と四女まで起きてしまうと、家の中がパニックになるからだ。上の２人が着替えている間に、犬に餌をあげてトイレを掃除する。オス犬！　**また粗相しやがって！！**

無事に上の２人を送り出したら、そこで初めて下２人を起こす。私は妻から、四女の朝の**ミルク担当大臣**を任命されており、全力で哺乳瓶に手圧をかけながらジャージャーと飲ます。飲み終わったところでゲップをさせたら、「ママーー！　ミルクあげといたよー！」と叫び、その辺に娘を置いて、私はそそくさと出勤。車で約15分、謎のライオンが出てくるお金の勉強ができる動画の音声を流しながら、ちょいと小洒落たＳＵＶで、常陸太田の町を走り抜ける。

クリニックに着くと、朝の準備して、念の為のトイレを済ましたら、8：40頃朝礼。
毎朝スタッフは**院長のまとまりのない話**を聞かされる。

9時に午前中の診療開始！

ジャンジャン、バリバリ、ジャンジャン、バリバリ。

お昼は注文していた弁当を食べ、軽くお昼寝。zzz。


14時、午後の診療開始！

ジャンジャン、バリバリ、ジャンジャン、バリバリ。


17時半、仕事終わり！

片付け片付け。

私はもっぱら、玄関のカーペットをコロコロするか、床に落ちてる粘土的なものを拾っている。


18時、終礼、スタッフはまたも**院長のまとまりのない話**を聞かされ、本日終業。スタッフ達を見送ったあと、念の為トイレに行き、また執筆を始める。

気がつくとだいたい19時になっている。

1時間も経ってしまった。帰ろう。**まじで奥さん怒るから。**

再び車で15分、今度はエクストリームなんちゃらの芸人がしゃべる動画の音声を聞きながら、小洒落たSUVで自宅へ向かう。途中で行きつけのコンビニでお気に入りの惣菜を買う。

帰宅後、妻が作ったご飯を食べ、子ども達と風呂に入り、子ども達が寝た後、テレビ見たり、本読んだりして大体23時くらいに寝る。

月曜から土曜までは大体こんな感じだが、40過ぎて**だらしなさに拍車がかかってきた体**に危機感を覚え、週2くらいは、メガネキャラが本の要約を紹介してくれるアニメーション動画の音声を聞きながら、車で15分ほどで行ける近隣の東海村にあるジムに行き、ダバダバ汗を流す。

日曜日はイカつい黒のミニバンに家族を乗せ、青くて丸いロボットの国民的アニメのDVDの音声を聞きながら、スシローか坂東太郎かグルービー（注：坂東太郎とグルービーは茨城ご当地レストラン）に行って、外食する。どれも車で20分くらいの距離である。

買い物は車で30分ほど離れた、超大型ショッピングモールに行き、服や日用品などを買う。**たいがいのものはここで揃う。**

月に1〜2回程度は、近隣の**仲良しドクターと焼肉**に行き、年に何回かは**家族旅行**に行く。

コロナ禍の間は茨城から出る機会は少なかったが、最近は以前と同じ月1くらいのペースで、電車で1時間半ほどかけ、**都内の講習会やセミナー**に行っている。

うーん、書いてみて改めて思ったが、悪くない生活でしょ？

私自身、今の自分の生活に満足しているし、**日々幸せを感じている。**

そして、もう一つわかったこと。

地方は車がないと生活できません。大森のにちっじょー♪

16 大森、稚心《ちしん》を去りたい

2023年3月、WBC（ワールドベースボールクラシック）で夢のような時間を提供してくれた侍JAPAN。そのWBC日本代表、栗山英樹監督の著書『栗山ノート』（光文社刊）にこんな言葉が書いてあった。

「稚心を去る」

稚心？　ちしん？　なんじゃそりゃ。

見てみると「稚心を去る」とは元々、江戸時代の福井県の武士、橋本左内の言葉だそうだ。その意味は、「自分の中の幼稚な気持ちを捨て去らない限り、世に名を残す人にはなれない。人の成長を妨げているものは、**わがまま、自己中心的な考え**のような、**子どもじみた考え**で、**子が親に甘える気持ちに似ている**という」ということらしい。

ああ、B型自己中の大森にはとても耳が痛い話だ。

「稚心を去る」と言った時の橋本左内は当時まだ15歳。すげぇ。

15歳は稚心を去るな！　むしろ、稚心であれ‼

それはともかく、人はそれぞれ、大人な自分と、幼い自分を併せ持つ。時には大人になれるし、時には子どもに戻る。わかった上で子どもに戻っているのであれば問題ない。俗に言う少年の心を忘れない大人というのは、あえて少年の心でいるからオッケー。大人になっても頭が子どもの**「中二病大森」**ではダメだってことだ。

つまり問題となるのは、**無意識に子どもじみた態度や考え方になってしまうこと**である。

では、どんなときにそうなってしまうのか？

それは、**物事がうまくいかないとき**。

物事がうまくいってるときは、心に余裕があり大人な自分になれる。

でも物事がうまくいかないときは、**心に余裕がなくなり幼い自分に戻ってしまう。**

確かに、人は不安になったり追い詰められたりすると、周りのせいにしたり、わがままになったり、自己中心的な考えになったりしがちである。

栗山監督が言うには、監督はチームがうまくいってるときはただ見守ればよくて、**うまくいかないときこそ、どうすれば大人な自分でいられるのかを伝え続ける**ことが大事なのだそうだ。

「監督は主役になる必要はない。主役たちが安心できるよう、支援する。そして、どんなに辛い時でも監督だけは**最後まで『大人の心』を貫く**」

うーん。

そりゃ日本代表は強いわけだ。

今の大森に、稚心を去ることはまだまだできない。でも**稚心を去る努力はしていこうと思う。**

17 大森、妹の魚をあてにする

大森歯科のスタッフが1ヶ月ほどお休みすることになった。当院の歯科技工士だ。別名、私の妹とも言う。兄としては、妹からいつも見張られているような気持ちから解放されるため、清々と羽を伸ばせるのだが、**大森歯科の院長としては切実に困っている。**

通常の歯科医院では、型取りをした模型を外部の技工所に送り、被せ物や入れ歯などの技工物となって納品され、相手方に技工料を支払うのが通例である。しかし当院では院内技工士の妹がいるため、**院内で技工物を作製する**ことができる。そのため、外注費を抑えることができ、その分、他の**機材や設備に投資する余裕**が生まれる。歯科の収益の中で技工の占める割合は意外と多く、歯科医院における**利益の多くは技工が支えている**と言っても過言ではない。

そんなわけで、彼女は**大森歯科の大事な稼ぎ頭**なのだ。1ヶ月も離脱してしまうことになると、来月の収支が今からとても怖い。およそ1年前に大森歯科に入職した技工士学校を卒業したての新人は、今では立派な大森歯科の稼ぎ頭になり、たくさんの仲間を作り、気がつけば組織にいないと困る存在にまで成り上がっていた。

こんな喩え話がある。

「魚を与えてはいけない。魚の釣り方を教えるのだ」

魚は食べてしまえばおしまいだが、魚の釣り方を教えれば、自力で釣れるようになり、その結果、相手の自立を促すことになる。車椅子のハンディを背負った妹は、これまで誰かの世話になりながら生きてきた。私が歯科技工士を勧めたのは、この釣りの考えのもと、ハンディを背負っていても誰かからお金を恵んでもらうような生き方ではなく、**自分の技術と能力で自立して生活できる人生を送ってほしい**と思ったからだ。

ちょっとやりすぎてしまったようだ。まさか、**兄が妹の魚をあてにするようになってしまうなんて**。さすが我が妹だ。君には、いてもらわなくてはならない場所がある。兄としてではなく、院長として言う。早く戻ってきてくれー!!

翌月、彼女は無事に職場復帰した。彼女がいなかった月の**大森歯科の利益は、この1年で最も少なかった。**

VI

大森、開業してみて思う事

様々な経験を積み、
歯科医師として、院長として、
地域の医療を支える立場として、
今思う事。

1 大森、スタッフについて考える

大森歯科にはお陰様でたくさんのスタッフが勤務してくれている。

2023年8月現在、ドクターは私含め3人（1人非常勤）、衛生士9人、歯科助手7人、歯科技工士1人の**総勢20人の大所帯になった。**細かいことは色々あるだろうが、スタッフは皆、概ね楽しそうに仕事をしていると思う。

開業前は、妻を衛生士学校に入れることを考えるくらい、**スタッフが来ないかもしれない**不安に襲われていた。田舎で決して利便性も高くない当院に果たして人が来てくれるのだろうかと、心配でならなかった。しかし、募集をかけてみると、意外に多くの応募があり、衛生士2名、助手3名のスタッフ5名という希望通りの体制でスタートすることができた。本当にありがたい話である。すると、今度は**「今日は来てくれるだろうか？」**「明日から一人も来なくなったらどうしよう」と別の不安が湧いてきた。毎朝駐車場にスタッフの車が停まっているのを確認すると、**心からホッとした**ものだ。

以前スタッフから

「先生、〇〇さんにビビってるでしょ？」

と言われたことがある。それに対し私は、言った。

「みんなにビビってるよ！　明日から来なくなったらどうしよう、どうしようって、毎日不安だよ！」

どんだけ心配性なんだ。

開業して3年以上経つが、その不安が完全になくなったことはない。回数は減ったが、今でも毎日駐車場を見てはホッとしている。たぶん、スタッフが出勤してきてくれることを「当たり前」だと思える日は永遠に来ないと思う。今日もまた、**みんな出勤してくれた、これだけで私は充分満足**している。

スタッフを雇うということは、**結婚することくらいの覚悟を持って決める事**だと私は思っている。一度雇うと決めたからには、院長はその**スタッフたちの生活を守る責任**があるからだ。スタッフは皆、**自分の人生の大事な時間を大森歯科で過ごすと決めてくれた。**せっかくの大事な時間を辛いものにしてほしくない。

これから入職しようとするスタッフには、**最初に必ず言うことがある。**

「**辞めたくなったら、いつでも辞めていい。**仕事は嫌々続けるものではない。私は辞めると決めた人を引き留めることはしない」

実はこれは、私自身へのプレッシャーの意味も込めている。

「絶対に辞めたくならない職場にしてやる」

私の心の宣言のようなものだ。

スタッフにはずっとここにいてもらいたいが、**お願いをして、媚びてまで、嫌々いてもらうつもりは毛頭ない。**そんなのお互いにとって良くないと思うからだ。ある意味、雇用関係にはそれくらいドライな考えが必要だと思う。**いつでも辞められるスタッフ、辞めたくならない環境作りをがんばる経営者、両者のシビアな関係性が良い職場環境を作る**のだと考えている。

もちろん、相性はあると思う。夫婦だってうまくいかず別れる結果になってしまうケースがあるように、どうしても合わなくて退職を選ぶスタッフもいるだろう。大森歯科にも、過去にそういった事例は確かにあった。

しかし私は、スタッフ自身が辞めると決めるその日まで一緒に働きたいと思うし、できれば定年までずっといてほしいと思っている。というか、決めている。**「雇用する」と決めた時点で、「この人と一生働く」と自分の中で「決める」**のだ。

誰かと一緒にいるということは、そういうものだと私は考えている。結婚したあと、どんなに価値観が合わなくても、思ってた感じと違っていても、性格の不一致がわかっても、一度結婚すると決めたのなら、その**予想外も含めて「一緒にいる」ことを「決める」のが礼儀**ではないだろうか。

もちろん結婚は双方の同意のもとなので、責任は50：50だと思うが、**雇用に関しては雇用主：スタッフは100：0だと思っている。**スタッフが辞めてしまうのは、**辞めたくなる気持ちにさせた雇**

用主の責任なのだ。

スタッフにはこちらの思いと同じ気持ちでいてほしいとは思わないし、強いることもしない。いつかこの気持ちの一部でも伝わればうれしいな、くらいのものだ。親の心、子知らずでいいと思っている。

当院にはこれまで3人の産休、育休のスタッフがいた（1人は私の妻だが）。女性が多い職場なので今後もそういうスタッフが次々に出てくるだろう。私は心から祝福したいし、できればまた復帰してもらいたいと思っている。**常にそういうスタッフがいるのが当たり前の雰囲気にしたい**とすら思う。

また男性の育休も積極的に取るべきだと思っている。4人の娘の父親として、母親がどれだけ大変な思いをして子育てしているか身にしみているからだ。ちなみに当院の常勤ドクターのS先生は、奥さんの出産前後で3週間ほど休みを取った。大森歯科、進んでるでしょ？（笑）

あるニュースで、中小企業の女性社長が、20代30代の女性は雇用しないと言っていた。結婚や出産でせっかく育った人材がいなくなり、また新たなスタッフを育てなくてはならないからだと言う。確かに、人材不足にあえぐ小さな企業にとって職員の離脱は死活問題かもしれない。

でも私はスタッフの人生におけるステップアップを一緒に喜べないのなら、人を雇用する資格はないと思う。**スタッフの教育をし続けることが経営者としての義務**であり、**それを放棄した時点で経営者失格**だと思う。

歯科業界でもスタッフ問題は常に悩みの種だが、その根底にあるのは、**院長の「雇ってやってる感」**

なのではないかと感じる。

「私たちが、スタッフを選んでいるのではない。あくまで私たちは選んでもらう立場。だから多くの人に選んでもらえるような**魅力的な職場**を作らなくてはならない」

裕正会に勤務していたときにW理事長が言っていたこの言葉を、私は忘れたことがない。

2 大森、退職理由を考える

スタッフが辞めてしまうことを恐れていた私は、まずどういうことが**退職の理由**になり得るかを考えてみた。もちろん退職理由はさまざまだろうが、大事なことは、その理由に納得できるかどうかだ。

①転居、結婚、出産、育児、家族の介護などの**家庭事情**によるもの。
②給与、勤務時間、働き方などの**職場環境や待遇**によるもの。
③スキルアップや新たな挑戦など、**スタッフの成長**によるもの。

大きくわけるとだいたいこの辺りではないだろうか。

①は誰にでも起こりうることで、これに関してはどんな経営者であれ、認めなくてはいけない理由であると思う。退職理由としては防ぎようがないし、本人も仕事は続けたいが泣く泣く退職を決断せざるを得ないケースも多いだろう。間違っても、職場が回らなくなるとかこちら側の不利益を理由にそれを阻止することはしてはならないが、本人の希望があるのなら、それらの理由があっても**働き続けられる道はないか**、考えを巡らせることはすべきだと思う。

子育てとの両立ができないことが原因なら、時短勤務や配置転換によって仕事の比重を下げる、という提案はできる。家庭の事情で転居せざるを得ないスタッフには、転居先でも同じように働ける職場を紹介するとか。その人がとても優秀な人であれば、転居先に2号店を作るという方法もある。まあ、現実的にはなかなか難しいだろうけど。

②に関しては、企業努力や創意工夫を怠らず、給与水準を上げたり福利厚生を充実させておけば、**あらかじめ予防できる退職理由**であると考える。職員にとってより良い職場環境になるよう、日々考え続けるのは経営者の仕事なのだ。もちろん、度を越えた要求には応えられないが、経営者としては、そういった理由で退職者が出ないように努力することは大切である。処遇改善のために**日頃から努力している経営側の姿勢**を見てもらえれば、理想の待遇より劣っていたとしても納得してくれる職員は多いと思う。職場環境や待遇を理由にするのは、辞める側のわがままだなどと考えがちだが、決してそういうわけではない。

あくまでもそれは**経営側の努力不足**なのだ。

③は経営者として、本当は**心から喜ばなくてはならないケース**だと考える。彼らがいなくなることが組織にとって大きな痛手になるのは間違いないが、この組織で経験したからこその成長であるのだから、快く送り出すべきである。なぜなら、**経営者は教育することが仕事**であり、その**成果が成長した彼ら**なのだから。

その事実は、経営者にとって大きなジレンマかもしれない。その人が巣立っていくのは、順調に育った証拠、うまく成長した証拠なのだから。まだ私には経験はないけれど、子どもが巣立つときに親が抱く気持ちはまさにこれなのだろう。特に田舎は人材不足が深刻なため、育てた人をできれば手放したくないという事情もある。ただし、たとえそうであっても、育てた人材がチャレンジしようとしているのなら、**快く送り出すことが大切**だと思う。

長い目で見ても、これは決して悪いことではない。

10年後か20年後かに、もしかしたらその人材がこの地域を思い出し、助けてくれるかもしれない。あるいは、この地域と似たような別の地域で頑張ってくれるかもしれない。全然違う分野でも、ここで学んだ何かを活かしてくれるかもしれない。将来、同じ経営をする仲間として、一緒に酒が飲める日が来るかもしれない。

私は大森歯科に勤務する常勤ドクターのS先生にはいつもこう伝えている。
「S先生が開業すると言ったら、経営者として全力で止める！　でも先輩として全力で応援する！」

正直なことを言えば、**その夢を心から応援したい自分**と、**いつまでも大森歯科にいてほしい自分**という2つの人格が私の中には存在している。

でも、次のステップに進もうとしている人間が目の前にいたら、私は**心からその背中を押せる存在でありたい**と思う。

この先誰に何が起こるか、気持ちがどう変わるかなんて、誰にもわからない。だから、**「安心して辞めることができる」**というのも職場環境としては大切なのだ。また、**その考え方をあらかじめ職員に伝えておくこと**も必要だと思う。

そのためにも日頃から、いつ誰が抜けてもいいように準備をしておくことは転ばぬ先の杖なのである。

3 大森、人間関係について考える

どこの職場でも問題になることといえば、たいがい**人間関係**。人と人が関わる以上、この問題はついて回るものだ。特に医療業界は、患者さんという「人」を対象とした仕事だし、チーム医療という言葉があるくらい、「人」と協力して働く場面が多くある。

この人間関係の問題はなかなか難しく、頻繁に悩みの種になる。「みんな仲良くすればいーじゃん！　なぜ揉める!!」とつい思ってしまうが、恐らくそこには、真剣に取り組んでいるからこその、**プライドのぶつかり合い**があるのだと思う。プライドを持った者同士は、お互い真剣であるゆえに、ぶつかり合うことも多い。一歩間違えば良好な人間関係が崩れてしまうかもしれない。真剣に取り組む人間同士が良好な関係を維持していくことは、めちゃくちゃ難しい。

アドラー心理学では、**「人生における悩みのすべては人間関係である」**と言っている。

「それ、言い過ぎー」とか思った時期もあったが、院長としてスタッフをまとめる立場になった今は、その通りであることを痛感している。

アドラー心理学では、解決方法として、**「課題の分離」**というものを提唱している。

まずは悩みを**「自分の力でコントロールできる悩み」**と**「自分の力でコントロールできない悩み」**の2つに分離する。そして、「自分の力でコントロールできる悩み」にのみ集中し、「自分の力でコントロールできない悩み」は思い切って無視する。キーワードは**「集中」と「無視」**である。

例えば、友人が私の陰口を言っているのが発覚したとしよう。「友人に陰口をやめさせること」、これは自分の力ではコントロールできない。**誰も人の口に蓋はできない**のだ。つまり、「どうすればその友人が陰口を言わないようになるのか」を延々と悩むのはナンセンス。思い切ってそこは考えないようにする。つまり、**「無視」**だ。

では、同じ状況において**自分にコントロールできること**はなんだろう。

まず、その友人と**距離を置く**こと。

陰口を言う人に近づかないようにし、職場であれば、勤務時間をずらす、違う部署への異動を考える、なども良い方法だ。

そして、陰口を言われてる**自分の中にある原因を探る。**何か誤解があったのかもしれない、何か無意識に相手を傷付けるような発言や行動をしてしまったのかもしれない、など。

最も大切なのは、**なぜ友人は陰口を言う心理になったのか背景を考えること**だと思う。もしかしたら、友人は陰口を言っている自覚がないのかもしれない。実は陰口ではなかった内容が、巡りに巡って陰口として私の耳に入ったのかもしれない。はたまた、友人の精神状態が陰口を言わなきゃやってられないくらい何かに追い詰められていたのかもしれない。

このような状況が考えられる中で、**今私には何ができるだろうか**を次に考える。そして**自分にコントロールできること**がわかったらそれに**「集中」**する。

それが問題解決の唯一の方法なのだ。

大森歯科ではスタッフの行動や発言を制限することはほとんどしない。なるべく**環境や仕組みを改善**

することで、**自らが気づくように期待して待つ**ようにしている。院長として心に決めていることは、**スタッフのせいにせず、環境や仕組みの改善で解決できないか考える**ことである。

環境や仕組みなら変えることができる。ところが**人を変えようとすると、自分の力ではどうにもならないことで悩み続ける**ことになり、ドツボにはまることがある。要注意だ。有名な喩え話がある。

「馬を水辺に連れて行くことはできるが、馬に水を飲ませることはできない」

例えば子育てにおいて、勉強するかしないかは、子ども自身が決めることである。

親に出来ることは勉強しやすい環境を整えて、勉強するとたくさんの良いことがあるよ、と伝え続けることだけだ。**子どもの代わりに勉強してあげることはできない。**

それでも勉強しないのなら、親として伝え方がわかりにくかったかな？　次から伝え方を工夫しようかな？　など、まず自分の反省点を探すことから始めてみる。**子どもを責めたところで何も始まらないのだ。**

「自分は変えられる、人は変えられない」

まずは自分を変える。**相手を変えようとしない。**

「他人のせいにすることは、自分を変えない、最も便利な言い訳である」

人のせいにしない。それは**すべて言い訳に過ぎない**のだから。

悩みを抱えたスタッフに対しても、今、**何に「集中」して悩むべきか、何が「無視」すべき悩みなのか**を明確にして、一緒に考えてあげることが大事だと思う。良かれと思って答えを出してあげようとすると、相手を変えようとする行為になってしまう。大事なのは**答えを一緒に考えて、相手が自分で答えを出せるようになるまで支援する**こと。そして答えが出るまで、**待つ。待つ。ひたすら待つ。**

うーん。これはめちゃくちゃ難しい。

おれ、すぐ答えとか言っちゃうタイプ。

もう少しがんばって勉強しよう。

4 大森、いじめについて考える

最近、**いじめやハラスメントなど**が社会問題にもなっていて、私もこのテーマについてよく考えるようになった。そこまでひどくはなかったが、私もそれに**近い経験**をしたことがあるからだ。

中学生の頃、もともとスネ夫気質だった私は、クラスのジャイアン的存在にとても魅力を感じ、よせばいいのに友だちになろうと近づいていった。そのうちジャイアンは私の髪を引っ張りながらプロレスごっこを始めるようになった。私はいつもやられ役だ。でも彼に近づいたのは私だし、何より強くて大人っぽい彼には憧れに近い気持ちを抱いていた。彼が楽しいのならと、そこはあんまり気にはならなかった。ジャイアンに何か買ってこいと言われれば買いにいくし、何かやれと言われればがんばってやった。**私が本当に嫌がることは彼はしなかった**し、**わかった上でお互いのキャラを演じているような不思議な信頼感と空気感**があったからだ。

とはいえ、時に心の底からイラつくことがあった。それは、ジャイアンがいつものように、〇〇買ってきて、と言ったときに、側にいた別の少しヤンチャな奴が、おれにも〇〇買ってきて、と言ったときだ。「なんでお前も乗っかってきてんだ?」と思いながらも、場がシラけるのも良くないと思い「いーよ」と応じた。すると次から次へと、おれもおれもと、わけのわからない奴らが次々と私をパシリに使おうとし出したのだ。「そんなにたくさん持てません!」と言ってその場はなんとか収まったが、私の心の奥底ではイライラが止まらなかった。**便乗してきた奴ら**は何様のつもりなのだ。

高校生の頃、友人Aが付き合っていたB子と、Aと別れた後に、付き合うことになった。大森、生まれて初めての彼女である。あとからわかったことだが、B子は実はAと別れてなくて、二股を掛けていたらしい。恐ろしや。恐ろしや。そしてAはどうやら、B子を私に取られたと思ったらしく(そらそう思うわなぁ)、自分の友達Cや他のクラスメイトに、大森に彼女を取られたと言いふらした。しまいになぜか私はCから殴られ、クラスメイトからは無視をされるようになった。たぶんCは親友Aのために、良いことをしたと思っていたと思う。

私は、Aに殴られれば納得もいくし、Aから無視されれば仕方ないと受け入れられた。ただ、**なんの関係もない**Cが私を殴ったこと、**詳しい事情など知らない**くせに無視した**クラスメイト**に対しては、今でも納得できない気持ちが残っている。

浪人生の頃、次の年も浪人が決まっていた春に、母が気分転換に車の免許を取りに行ったらと言ってくれ、教習所に通った。

路上教習のとき、教官に、「大学生？」と聞かれ、「浪人生です」と答えた。

「あー、春から大学生か」

「いえ、春からも浪人生です」

すると、「浪人のくせに、車の免許取るなんて、どんだけ親不孝なんだ」と言われた。私が何も言い返せないのをいいことに、40分の路上講習の間、ずっと説教され続けた。たぶんこのオッサンの子も浪人生だったのだろう。

「親の気持ちを考えたことがあるか」

「人には向き不向きってものがある。20歳を超えて、まだそれがわからないのか？」

なぜ**見ず知らずの人**にこんなことを言われなくてはならないのか。

今でも忘れられない。

どれも、**もともとの原因は私の方にあった**ことはわかっている。

いじられてもヘラヘラしていたし、友達の彼女と付き合うことになったし、3浪したし。

それをわかった上であえて言うが、私がイラつく相手というのは大体以下の2種類だ。

1つめは**こちらの事情や立場を知った気になって、相手に自分の正義を押し付けようとする人。**

2つめは**それに便乗する集団**だ。人から聞いた話や雰囲気を表面上で理解したつもりになり、**自分とは直接関係ない人に対して勝手に嫌悪感や憎悪を抱く。**共通認識が広まると、似たような感情を抱くメンバーが集まる。これが重なると集団はどんどん拡大し、憎悪を向けられた人間はどんどん追い詰められていく。一人ひとりの感情はほんの少しのマイナスでも、**集団になると、とてつもなく大きなエネルギーをもったマイナスになる。**しかも集団のやっかいなところは、**いじめている側に、いじめている自覚はない**ところだ。

私はスタッフに以下の2つのことを常に伝えている。

「相手の立場に立って理解しようとする姿勢を持つこと」

「表面上の浅い理解で簡単に人のことを判断しないこと」

この2点さえ守れれば、いじめやハラスメントは生まれないんじゃないかと思う。

大事なことは、あくまでも**当事者から聞いた話を信用する**こと。**当事者からの情報以外は、参考程度に留めてあまり信用しない**こと。当事者のことをあまり詳しく知らない場合は、**自分には関係のない話**だと割り切り、余計な感情を抱かないこと。間違っても噂や雰囲気で**相手のことを決めつけてはいけない**し、人から聞いた話だけで怒りや憎しみなど、**自分の負の感情を揺さぶってはいけない。**

当事者からの攻撃なら、攻撃された側もある程度は理解はできる。こちらにも悪いところがあったんだと反省することもできる。しかし、当事者でもないのに、**浅い考えの上で正義を振りかざすのは、時には大きな暴力になり、**相手の心にずっと残り続けるかもしれないことを理解しなくてはならない。

だからスタッフには、見た目や人の噂や、表面上の態度で物事を判断せずに、**相手の背景や立場を理解しようとする姿勢が大切**だと伝えている。そして、**自分の正しさを人に押し付けてはいけない。**なぜなら**何が正しいかなんて、誰にも分からない**のだから。スタッフには、無意識にいじめる側になってほしくないと願っている。

いじめられる側は、大した理解のない人から罵倒されても、言い返すこともせず、グッと心の中で我慢している。

私は、いじめられても笑っていられる人は、**本当に強い人間なんだと思う。**

偉そうなことを言っているが、私も過去に、他の誰かをいじめていたかもしれない。人のことを下に見て、横柄な態度をとったり陰口言ったりしていたこともある。ほんと最低だ。

大人になればなるほど、過去にいじめられたに近い経験があって本当によかったと思っている。**傷つくこととはどういうことか、辛いこととはどういうことか**、少しだけ理解できた気がするからだ。

5 大森、保険診療を考える

こう見えて私は意外と仕事が早い。100点とは言えなくても80点くらいの合格点レベルの仕事をするのは結構早い方だと思う。エッヘン。

私は、100点の科目を1つ取るより、80点の科目を5つ取る方が良いと考えるタイプの人間だ。学生の頃も、テストで100点取れなくても別に悔しくはなかったが、平均を下回る科目が一つでもあれば結構落ち込んだ。他に100点取れた科目があったりすると「無駄に頑張りすぎたー、平均取れなかった科目をもっとやればよかったー」と後悔するくらいだ。


「最小限の努力で、最大限の結果を!」

これが私の合言葉。悪く言えばただの怠け者だが、要領がいいとも言える。

北茨城市民病院に勤務していた頃、バイトの後輩ドクターと働く機会があった。

その後輩ドクターの治療する姿を見ていると、かなり慌てて処置をしており、内容も少し雑になっていることが多かった。気になって話を聞いてみると、「早く効率的にたくさんの患者の治療をできるようになりたい」のだと言う。

なるほど基本的には私と同じ考えだ。

しかし、**それには順序がある。**

その昔、まだまだひよっこだった頃の大森は、親知らずをいかに早く抜けるかで同期のG君相手にマウントを取っていた。

「おれなんか、〇〇分で親知らず抜いたぜ！」

すると、その話を横で聞いていた先輩がこう言った。

「親知らずを、早く抜けるのはすごいことじゃない。早けりゃいいってもんじゃないんだぞ。患者は痛がってなかったか？　苦しんでなかったか？　出血は多くなかったか？　説明には十分時間をかけて納得してもらったのか？」

その質問に答えられずにいる私に、先輩はさらに続けた。

「**まずはスキルを身につけろ。**どんなに時間がかかっても自分が納得できる仕事ができるようになるまでは、**とにかく丁寧に仕事をしろ。**時間をかけて、不器用でもいいから**全力を尽くせ。**毎日それを繰り返すと、次第に早くできるようになるんだ」

……すみません。

本当にその先輩の言う通りだ。

どんなに早くて、効率的であるように見えたとしても、クオリティが低かったら元も子もない。**まずは最高のクオリティを目指す。効率はその後から付いてくる。**何より患者さんは、時間は多少かかってもいいから丁寧に処置してもらいたいはずだ。

この時のことを思い出した先輩大森は、過去に怒られたことなど棚に上げて、後輩ドクターに偉そうに説教した。すると、すかさずこう言い返された。

「でも、先輩もたまに雑なときありますよね？」

……。

痛いとこを突かれた。

人の振り見て、なんとやら。

後輩くん、偉そうなこと言ってすみません。

ただ、歯科医療、中でも**保険診療は効率性を重視しなくてはならない**側面もある。処置の単価が細かく決まっていて、たくさんの患者さんを診てこそ儲かる＝経営が成り立つ仕組みになっているからだ。1時間に1人診るより5人診る方が明らかに収益は上がる。極端なことを言えば数をこなさなきゃ話にならないのだ。

そんな保険診療に嫌気がさし、単価を調整できる自費診療へ舵を切るドクターは少なくない。保険診療の制限がない自費診療は、己の技術を最大限活かして治療できる。これはこれで、とても素晴らしいと思う。

歯科の保険診療には、向き不向きがあると思う。

私は、1時間をまるまるかけて1人に100点の治療をするよりも、同じ時間で80点の治療を複数人できたときの満足感のほうが断然高い。多くの時間をかけて完璧に近い治療ができたとしても、これだけ時間あれば、あと○人の治療ができたな、とか、この工程を簡素化すればもっと時短になるかな、などと考えてしまう。つまり、**制限された環境の中でもクオリティを上げるにはどうしたらいいか**、**より多くの患者さんを治療するためにはどうしたらいいのか**、**もっと効率のいい方法やシステムはな**

いのか、そんなことを考えるのが好きなのだ。こういう「完璧より及第点を狙いたいタイプ」は、保険診療の仕組みのほうが性に合っているかもしれない。

もちろんその前提には、ある**一定水準の質を担保できること**がある。それを忘れてただ効率性ばかりを追い求めると、気づかないところで仕事の質が下がってしまうかもしれない。何より、後輩やスタッフにその考え方が伝播して、本来であれば質を高めなきゃいけないタイミングでさえ、効率性を求めてしまうかもしれない。効率性が求められるのはあくまでも経営上の話であって、医療上はひとりひとり丁寧に行う非効率さも大事である。保険医療機関というのはこの**矛盾する2つの狭間で日々診療をしていかなくてはならない**。このバランスを取るのがなかなか難しいのだ。

早けりゃいいってもんじゃないが、**効率性は大事**。

でも**非効率な部分はもっと大事**。

そんな中でも、保険診療を中心に**「ほどほどの効率性」**で十分やっていけるのが、**地方都市で開業するメリット**だと私は思っている。

6 大森、報酬の考え方を知る

報酬と聞くと、何を思い浮かべるだろう。

たぶんほとんどの人がお金と答えると思う。私もそうだ。

『仕事の思想 なぜ我々は働くのか』(田坂広志著／ＰＨＰ研究所刊)という本によると、どうやら、報酬にはレベルがあり、しかも４段階もあるらしい。

レベル？

なんのこっちゃ。

ちょっと、見てみた。

報酬レベル１ **「給料」**

「お金を貰えること」を報酬だと思うレベル。

歯を削り、被せ物を入れる毎日。

月末に給料が入る。やったー、これで焼肉を食べに行けるぞ！

明日も、美味しい焼肉のために、がんばろう！

こんな感じが、レベル1か。ふむふむ。

報酬レベル2「**能力**」

「能力が身につくこと」を報酬だと思えるレベル。

歯を削り、被せ物を入れる毎日。

前回削ったときより、キレイに削れたぞ。前に作った被せ物より調整が少なくて済んだぞ。なんか、おれ、上手くなってきたっぽい。なんか患者さんからも認められてきた気がする。明日も、もっと上手くなれるように、がんばろう！

たぶんこんな感じが、レベル2。

なんとなくわかるような気がする。

報酬レベル3「**仕事**」

「仕事をすること」を報酬だと思えるレベル。

歯を削り、被せ物を入れる毎日。

キレイに削り、キレイな被せ物を入れて、患者さんから感謝される。こんな楽しいことを毎日やれてる自分は、なんて幸せ者なんだろう。本当、やりがいのある仕事に出会えて良かった。

明日も、良い仕事をできるように、がんばろう！

こんな感じが、レベル3。

意識高ぇー！　意識高い系ー！

勝手なイメージだが、これ、セミナー好きの若手の歯医者に多い気がする（笑）。

報酬レベル4「成長」

「仕事を通じて、自分の成長を感じること」を報酬だと思えるレベル。

歯を削り、被せ物を入れる毎日。

なんか患者さんが不安な顔をしているな。そういえば前に鼻が通りにくいって言ってたな。苦しくならないか不安なのかもしれない。削る時、少し楽な姿勢にしてみよう。削るときに出る水をうまく吸えるように位置を工夫してみよう。スタッフにもその点を伝えて共有してみよう。そっか、あのスタッフはまだ慣れてないから分からないかもしれないな。わかりやすく伝えるには〇〇の資料が必要だな。用意しておこう。

おっと、隣の椅子には〇〇さんが来るな。〇〇さんは、〇〇が苦手だけど、〇〇が〇〇で、〇〇だったような、じゃなかったようなな。おっと、受付には〇〇さんが……（無限ループ）。

あれ、そういえば最近周りのことばかり考えて、自分のことはあまり考えなくなったな。自分のことでいっぱいいっぱいだった頃と比べると、少しは成長したのかなぁ。

明日も、みんなのために、がんばろう。

こんな感じが、レベル4。

なるほど、なるほど。

レベル4になると**視線が内側から、外側へ向く感じ**だな。

著者である田坂広志氏は言う。

「お金は使えばなくなる。能力は年と共に衰えるかもしれない。やりがいは内容によってはいつも感じられるとは限らない。しかし、**成長だけは誰にも奪うことのできない、失うことのない報酬である**」

よく、仕事はつまらないと言う人がいるが、確かにお金だけを目的にしてしまうと面白くないのかもしれない。でも、考え方を変えて、能力が身に付くこと、仕事にやりがいを感じること、仕事を通じて成長できることに魅力を感じることができれば、これほど奥深いものはないのかもしれない。成長を感じるって、なかなか難しいけど。

「おれ、最近めちゃくちゃ成長してますよ！」とかわざわざ言ってくる奴。

うーん。信用できん。そういうんじゃない気がする。

お金だけを目的に働くよりも、能力が付いた方が、仕事は楽しい。能力が上がり、仕事自体にやりがいを感じられるようになると、もっと楽しい。やりがいを感じ、それが周りにも伝わって仲間と一緒に成長していけるのは、最高に楽しい。

たぶん、**ふとした瞬間に成長を感じられる。それが楽しさの理由**なのだ。

アドラー心理学の言葉に

「他者への貢献が、幸せになる唯一の方法である」

というのがある。

レベル４に達した人は、まさにこの他者への貢献を通じて成長を感じ、幸せになれた状態なのだと思う。

医療職は、他者へ貢献することを商売としている仕事だ。

そういう意味ではもしかすると、レベル４に到達しやすい業種なのかもしれない。

ちなみに、この本の結論には、

「仕事における作品とは、仲間である」

とある。

うーん。深い。

とはいえ、院長である私の仕事は、スタッフ自身が、**自分の力でレベル４に到達できるよう支援して、導いていくこと**だというのだけはわかった気がする。レベル４に達した仲間こそが、自分のこれまでやってきた仕事の「作品」なのだ。

明日も、数々の「作品」を生み出せるよう、がんばろう！

7 大森、カネについて考える

「病は気から」とは良く言ったもので、医療の始まりは、手を添えて相手を思いやる行為から始まったらしい。ハンドパワーです。きてます、キテマス。

医療の原点は**「手当て」**。

医療とは、他人の「健康」を支える行為。

一口に**「健康」**と言っても、無理ゲーの強者ＷＨＯによれば、**「肉体的健康」「精神的健康」「社会的健康」**と、さまざまな健康があるらしい。

振り返ってみれば浪人の頃の私は、歯髄炎になりはしたが、それ以外は健康そのものだった。夜、予備校帰りに池袋のラーメン屋に行き、油の塊のようなラーメン食っても翌日ピンピンしていた。今では考えられない。夜はむしろ刺身が食いたい。

でも**あの頃の自分は本当に「健康」だったのだろうか。**

夜中リュックサックを背負ってコンビニに行くと、巡回中のお巡りさんによく声をかけられた。累計10回以上。まぁ、今考えれば、夜中にコンビニに行く私が悪かったのかもしれない。

「お兄さん、今からどこに行くの？」

どこに行こうが人の勝手だろ、と心の中で毒づきながら、「別に」と答えてコンビニに入ろうとすると、

「待って待って、少し時間あるかな？　そのリュックサックの中、見せてもらえる？」

面倒くせぇなぁ。またこの感じかよ。おれからは何かの容疑者的な雰囲気が出ているのか？　もう勝手にしてくれよ。

イライラしながら渡したリュックサックを、お巡りさんが開ける。そこには赤本がたくさん入っている。

「お兄さん、受験生？」

はい、そうですけど。

「何か証明できる物、ある？」

ないですけど？

前にも言いましたが、身分証明書なんてありません。身分を証明できないから、浪人と呼ぶんじゃないんですか？

「うーん。ま、いいか。コンビニに行くんだよね？　何しに行くのかな？」

コピーだよ。

ああ、池袋管轄のお巡りさん、もっと情報を共有してくれ。夜中のコンビニ付近に怪しい若者がいるが、それは受験生の可能性が高いと、共有してくれ！

「勉強がんばれよ！」

「夜は寝た方がいいぞ！」

うるせー。まじうぜー。夜寝た方がいいなんて、知ってるっつーの！

だいたい、なんなんだあいつ。勝手に人の足止めといて、勝手に人のリュックサック漁って、人のことをなんかの容疑者のように疑って、人のこと勝手に上から目線で励ましやがって。

あぁ、**社会的に立場があるって、いいなぁ。**こんなに人様に偉そうに出来るんだもんなぁ。

当時の大森は**完全に病んでいた。**

人が「健康」で在り続けるためには、時に手を当ててもらい、励ましてもらう瞬間が必要になる事もある。あの時、肩に手を差し伸べて、「辛いだろ」とか言ってくる人がいたら、たぶん大森はその人からなんでも買っていたと思う。**病んでる人は、優しい言葉に飢えている**のだ。

医療者は、困っている人、病んでいる人を目の前にしたとき、**すぐに手を差し伸べられる人**であるべきで、優しい言葉に飢えている人に対して、**見返りを求めてはいけない**と思う。

医療がビジネスとして成立している以上、お金をもらう必要はあるが、大切なのは**その順番をしっかり意識すること**だ。

医療職は、一般の職種のように、お客様に商品を買ってもらい、ありがとうございますと言ってお金をいただく仕事とは異なる。

相手を思いやり、何か助けになることを考え、たとえ手を添えることしかできなくても、相手に何かをしてあげる。

相手は心からありがとうと感謝を言い、さらに**感謝の気持ちを形にしたくて、お礼として謝礼金を渡す。**

それが**医療者の受け取るカネ**だ。

医療はありがとうと言われながらお金を受け取るビジネス。もちろん、ビジネスである以上、利益を追求しなくてはならないが、**利益を1番の目的にしてはいけない**と思う。

今日も患者さんの体に針を刺し、切り、ドリルで削り、文字面だけ見れば傷害と呼ばれてもおかしくない行為をしているにもかかわらず、**患者さんがありがとうございました、と言ってカネを払っていく意味**を、私はこのように捉えるようにしている。

8 大森、働き方について考える

5年ほど勤務した北茨城市民病院は小規模病院であったため、他科の先生との距離がとても近く、他の診療科の先生と話す機会がたくさんあった。もちろん歯科医師としての意見を聞かれることが多かったが、時にはプライベートの話もした。

驚いたのは、**北茨城市に自宅がある先生はとても少なかった**ことだ。水戸やつくばの都市部はもちろん、中には東京に自宅があるという先生もいた。聞けば平日は北茨城のアパートで生活し、週末になると都内に帰る生活をしているという。北茨城からは特急か高速を使えば片道2時間程度で東京に出られるため、確かにこのような生活は物理的に不可能ではない。むしろ平日は仕事をしながら好きなように一人暮らしをして自由なプライベートを過ごし、週末は家族のために時間を使うように心掛けているから、案外良い生活スタイルなんだよ、とある先生は言っていた。もちろん、夜間の呼び出しや急な対応などもある仕事であるため、一般的な「自由な生活」のイメージとは少し異なるが、地方病院に勤務する医者は結構そのスタイルをとっている人が多いらしい。

月曜の朝、早めの特急に乗って地方の病院へ出勤し、月~木の夜は病院の近くに借りた部屋に泊まり、

金曜の夜に都会に帰り、週末を家族と過ごす。

へー知らなかった！　こんな働き方があるなんて。

私はてっきり地方病院の先生は、その土地で生活しているものだと思っていた。だから、現に自分もわざわざ北茨城に引っ越したのだ。でもみんながみんな地方にどっぷり浸る生活をする先生ばかりではないらしく、子どもの教育や家族の事情などで地方に住みたくても住めない先生も決して少なくないという。**地方に医者を呼びたい病院**と、**都会に生活拠点を置いておきたい先生**の、それぞれのニーズを加味した働き方なのだろう。

昨今、「働き方改革」というフレーズを頻繁に耳にするようになったが、医療業界にもその波はやってきている。最近では夜間当直のあり方とか、医師の派遣バイトについてとか、かなり突っ込んだところまで議論されているらしい。

今は令和だ。ゆとり世代を超えた、**Z世代が主役のシン令和時代**である。仕事を終えたら、バズるショートムービーを更新しなくてはならない時代なのだ。昔のように、朝から晩まで、夜中まで、寝る間を惜しんで、プライベートを犠牲にして、**シャカリキに働きまくる昭和の根性論**は、時代に合わなくなってきているのかもしれない。

しかし、医者をはじめ医療職は**地方であればあるほど人材不足が深刻**である。シャカリキ昭和ドクターやシャカリキ昭和スタッフが**地域医療をなんとか支えてきた現実**がある。ただ、この仕組みには無理があり、この仕組みのままだと、今後**地方で働きたい医療者はどんどん減っていく**だろう。イギリスでは週休3日制を導入したニュースが話題になっていたが、日本にもそれが主流になる日が来るかもしれない。医療業界も例外ではなく、新しい働き方の考え方に切り替えていかないと時代に取り残されてしまう。

先程の週末都会生活を週休3日に当てはめると、**3泊4日は地方で仕事**し、**4泊3日は都会で生活**する、というスタイルになるが、これなら、都会に住む先生も田舎に来てくれるかもしれない。何せ、週の半分以上は映えスポットの多い都会で生活できるのだ。例えばこのスタイルのドクターが2人いれば、1人が田舎で働いている間に、もう1人は都会で映えるムービーの撮影ができる。

正直、今のままではこの地域の20年、30年先が心配で、私は安心して引退できるのだろうかと思うこともあるが、そんなスタイルが浸透すれば、**無理のない範囲で地域医療を継続することができる**ような気がする。

9 大森、女性について考える

これまでさまざまな病院で勤務し、さまざまな診療科の先生と働いてきたが、ある時ふと気がついた。

女医さん、多くね？

特に若い女医さん、多くね？


もしかしたら単に大森が若い女性医師ばかり目で追っていただけかもしれない。

しかし、ここはちゃんとマジメに言う。

ある一定の年齢（たぶん50歳くらい）を超えるとほとんど男の先生ばかりになるものの、**若手の20代30代は女医さん率が結構高い**（大森調べ）。

これは歯科医師にも言える傾向だ。

私の学生時代の男女比は6：4から7：3くらいであった。女性の方が存在感が強かったため、もっと女性が多くいたように感じたが、実際の比率としてはかなり少なかった。私たち世代はまだ男社会の雰囲気が、残っていたのかもしれない。

しかし、先日発表された**歯科医師国家試験の結果は、男女比がほぼ50：50**となり、過去最高に女性の合格者の比率が高かったらしい。そう言えば、学生時代に交換留学で行ったメキシコでは、歯科医師は女性の仕事だった。ホームステイを受け入れてくれたメキシコ人学生の10人中8人が女性。これは結構、衝撃だった。

学生時代を思い出しても、確かに女子ってめっちゃ優秀だったし、とてもマジメで、めちゃくちゃ勉強してたし。そりゃたくさん受かるわ。

余談だが、私には、図書館で頑張って勉強している女子を見ると「勉強ばっかりしてると、ろくな大人になれないぞ」と言って回る趣味があった。言われた女子たちは、本当に迷惑そうな顔をしていたのを今も覚えている。

大森、お前は捕まれ!

医学部や歯学部に入学する女性が増えれば、それに伴い、女性の医師や歯科医師もどんどん増えていくだろう。歯科医院の場合、衛生士や歯科助手といったスタッフはほぼ女性で占められているケースが大半であるが、今後はドクターも女性で占められるようになるかもしれない。そのときに備えて、私たちは今、何ができるだろう。まず何より、**女性のライフワークを知ること**が大事だと思う。

例えば、女性には、出産という、**どう頑張っても男性には代わることができないイベントがある。**男性育児を推奨する流れはあるとは言え、まだまだ育児の中心は女性であるのは否めない。誤解を恐れずに言うならば、私の経験からしても、育児は母ではないと難しい場面は多々あると思う。娘の面倒を任されたとき、「ママー」と泣かれたときの**絶望感は半端なかった。**

それを考えると一国の主となる開業は、男性以上に敷居が高くなるのかもしれない。すぐに結婚したり、子どもをもったりするわけでなくても「開業後に妊娠したとして、妊娠中も普段と同じように診療はできるのだろうか?」「診療中に急に産気付いたらどうしよう」「子どもが生まれてしばらくは診療を休まざるを得ないだろうけど、その間、誰が患者さんを診るのだろうか?」「仕事に復帰できたとしても、急に子どもの体調が悪くなったら、誰が病院に連れて行くのだろう?」など心配は尽きない。もちろん、出産、育児が理由のすべてではないだろうが、これだけでも**男性と比べ開業の敷居は格段に上がる。**もし私が女性だったら、開業なんて怖くてできなかったかもしれない。実際、女性医師は男性医師に比べ開業志向が低く、**生涯勤務医でいたい**という考え方をする人が多いという。周りに肉親などの頼れる人がいない環境にいる場合などは、たとえ勤務医であっても妊娠や出産を機に仕事を離れざるを得ないケースだってあるだろう。

女性の医師や歯科医師は勤務医として働き続けたいと思っているのに、妊娠や出産というライフイベントにそれを阻まれることがある。

一方で、**地方では募集しても、なかなか歯科医師が来てくれない。**

この双方の抱える問題を解決できる方法はないのだろうか。

例えば、**週休3日制の働き方。**

時短やパートなど、フレキシブルな働き方。

もしかして、**こんな働き方を柔軟に提案できるクリニック**を目指せば、地方にも医者や歯科医が来てくれるんじゃないか？

「お前の代わりはどこにでもいる」などと言い放ち、プライベートを犠牲に懸命に働くことを強要するような会社は、令和の今では「ブラック企業」だと非難を浴びる。

では、「あなたの代わりはいつでも用意できるから、いつでも休みたいときに休んでいいよ」と言ってもらえる職場ならどうだろう？

どちらも「代わりがいる」と言っていることに変わりはないが、その意味合いは大きく違う。

要するにこれは、**プライベートな事情で勤務状況が左右されてしまう社員をどう捉えるか**の問題なのだ。

妊娠中や子育て中の女性はいつ休むかわからない。それを**リスクの多い存在**と考えるか、**この先の時代のさまざまな可能性を秘めた存在**と考えるか。

私は後者でありたい。

10 大森、歯科の役割を考える

歯科医院の数とコンビニの数を比較して、**「歯科医院はコンビニより多い！」**などと、未だによく言われる。私が学生だった頃から言われていたので、かれこれもう20年以上言われ続けている。そもそも、歯科医院がコンビニより少なかった時代は、過去に一度もない。**歯科医院がコンビニより多いのは、歴史上いたって普通のことなのだ。**

それを、歯科医師過剰の印象を植え付けたいのか、いつまでもコンビニと比較し発信され続けている。なんかのキャッチコピーなのか!?　こんな**田舎の常陸太田市ですら、コンビニより歯科医院の方が多いんだぞ！**

まあ確かに歯科医院の数をイメージするのに、身近なコンビニと比べるのは理にかなっているかもしれない。

でも歯科医院の数をイメージできたからって、一体なんなのだ？　**まじナンセンス。**

この無意味な比較に疑問と怒りしか感じない私は、別の視点で歯科の数を検証してみた。比較する相手は**同じ医療関係のお医者さん**だ。

2020年（令和2年）のデータによると、**歯医者の数は約10・7万人**。それに対し、**医師の数は約32・3万人**である。まぁお医者さんの方が多いことは予想していたので、まあ、これはイメージ通り。

では、診療科別の医師の人数で比較するとどうだろうか。医科にはたくさんの診療科があり、それぞれの科ごとで業務内容はかなり違う。基本的に医師は2年間の研修を終えたあと、どの診療科のドクターになるか決めなくてはならない。内科を選んだり、外科を選んだり、眼科、皮膚科、産婦人科、などなどそれぞれが主となる診療科を決める。ちなみに、うちの親父は消化器外科、祖父は内科、曽祖父は眼科だったらしい。

厚労省によると、**医科は全部で42もの診療科がある。**多っ！

実は歯医者も1年間の研修をした後、主となる診療科を決める。歯科の現場では、もっと細かく分類されているが、厚労省の分類では、歯科、矯正歯科、小児歯科、歯科口腔外科と分類はこの**4つ。**少なっ！

そこで、**診療科別、人数ランキング**を発表します。

果たして日本には何科の先生が一番多いのでしょうか？

ドロドロドロ……ドン！

第5位「精神科」1・6万人！

第4位「小児科」1・8万人！
第3位「整形外科」2・2万人！
第2位「内科」6・1万人！

そして堂々の第1位は

「歯科」8・9万人！

なんと！　**診療科別の人数では「歯科」が一番多かった！**　まじか！

ちなみに○○内科（呼吸器内科など）をすべて内科としてカウントした場合、**内科医の数は約12万人、**○○外科（整形外科など）をすべて外科としてカウントした場合、**外科医の数は約7万人**になるので、この3つで比較すると多い順に、**内科、歯科、外科**となる。

これは私にとって意外な結果だった。総合病院の中では、歯科はマイナー中のマイナーな診療科だったからだ。医科と歯科は、よくわけられて考えられてしまうが、同じ医師のつく職業で考えてみると、**歯科はかなり人数の多い診療科**だった。

医科の中での2大診療科といえば内科と外科で、「よく内科医は○○だけど外科医は○○だ」とか、「それは内科的な考えだけど外科的にはこう考える」とか、よく比較されたりする。

でも医療という大きな括りで考えれば、**3大診療科は、内科、外科、歯科**じゃん！　歯科って、自分たちで思うよりも**かなり影響力の大きな診療科**なんじゃないか、そう思えてきた。

今度は**施設の数**を考えたい。日本にある、**医療施設は全部で約18万軒**。

その内訳のランキングはこちら。

ドロドロドロ……ドン！

第3位「病院」約8000軒！

第2位「歯科診療所」約7万軒！

第1位「医科診療所」約10万軒！

歯科診療所は第2位だった。そして、**全医療施設数の約40%**を占めていた。

つまり、医療業界における歯科とは、**内科に次ぐ人数のドクターがいて、全国にある医療施設の4割を占める分野**だった。このデータをもとに、歯科には何ができるのか。何が求められているのか考えていこうと思う。

他の診療科にない歯科の特性、それは**性別に関係なく、あらゆる年齢層**の患者が来る診療科であることだ。内科は高齢者が多いし、小児科は子どもだけ、産婦人科は女性だけと、意外と医科の診療科の患者層には偏りが多い。その点歯科は、**男女問わず**、乳歯が生えたばかりの子どもから総入れ歯の高齢者まで、**実に様々な層の人たちがやってくる。**

また、歯科患者特有の特徴として、**体が健康な人が多い**ことが挙げられる。当たり前だが、他の医科の診療科の患者は体が病気であることが多い。そらそうだ。病気になったから病院に行くのだ。何を当たり前のことを言っている。

しかし、不思議なことに、**歯科は体が健康な人でも行く医療機関**だ。私自身、あまり病院にはお世話にならなかったが、歯科医院には大変お世話になった。つまり、今まで医療機関にあまり馴染みのなかった人、今は健康でも将来病気になるかもしれない人たちが、**最初に出会う医療機関が歯科医院**である可能性が高い。

つまり、歯科医院は**人々のもっとも身近な医療機関**なのだ。お口は体の入り口だが、**歯科は医療の入り口**としての役目を担っている。もし、歯科がきっかけで健康に関心を持つようになったり、病気を予防する意識が芽生えたりしたら、歯科はどれだけ多くの人の健康に貢献できるのだろう。これからの時代、歯科は歯を治すだけではなく、**国民の健康意識を高める場所**であることが求められるかもしれない。

内科に次ぐ数のドクターがいる歯科、医療機関の4割を占める歯科が本気で取り組めば、**人々の健康へ寄与する大きなパワー**になると思う。

歯医者の数をコンビニと比較している場合ではない。**医療の入り口である歯科が多ければ、その分、人々を健康にできるかもしれない。歯医者が多すぎると言った奴は誰だ！** もしかしたら、これからは足りなくなるかもしれないぞ！

そして近い将来、いよいよ **「国民皆歯科検診」** が始まる。

11 大森、夢を語る

医師の働き方や、女性が中心となる働き方、歯科の今後の役割についていろいろと考えているうちに、**地方のクリニックに何が必要か**も徐々に見えてきたように思う。

実は私の親父にも『過疎医療はおもしろい！ 僻地医療に心血を注ぐ、赤ひげ先生の挑戦』（大森英俊著／現代書林刊）という著書があり、その中で **「ベースキャンプ方式」** という取り組みを紹介している。ざっくり言うと、地方の都市部（町の中心部）に拠点となる病院を作り、周辺の過疎地に医師を派遣する仕組みだ。

私は、**地方の歯科医療にもこのベースキャンプ方式の考え方は必要**だと思っている。拠点となるような大きな歯科病院がない地域には特に必要性を感じる。茨城県には歯科大学がなく、医学部も県南のつくば市にある筑波大学しかない。県北地域には、教育機関である大学病院がないため、**若手ドクター**

が集まる拠点となる病院が極端に少ないのだ。

そもそも地方に若手医師が少ないのは、彼らが地方で働きたくないからではなく、大学病院などがある都会の病院しか知らないせいだと思う。知らなければ、**田舎で働くという思考すら湧いてこない**のは当たり前だ。

歯科医師も同様で、近くに大学があり、周りに相談できる先輩がたくさんいる地域で働きたいと思うのが当然である。ある程度の収入があり、働く場所を選べる立場にあれば、わざわざ田舎に行こうと考える方が変なのかもしれない。

ましてや開業なんて人生を賭けてやるものだ。あまり知らない田舎で開業するのは、危険なギャンブルになってしまう。ざわざわざわ。

田舎で開業するドクターは、**地元で親がやっているから戻っているケースがほとんど**で、田舎のクリニックは、息子、娘が地元に帰ってくるのを待つしかない。そのため、地方の2世ドクターは、小さな頃から、頑張って勉強して、お医者さんや歯医者さんになって、修行して一人前になって、地元に戻ってお世話になった地域に恩返しをすること、これがお前の宿命だと教育される（私のことか?）。もしかしたら、心の中では都会で働きたい気持ちを持ちながらも、**渋々田舎に帰ってきている2世が多いかもしれない。**

しかし、**世襲制はあまりに時間がかかりすぎる。**院長交代のスパンは30年周期になる。平成から令和にかけて、時代は大きく変化した。ポケベルはスマホになり、様々な情報を手のひらに受け取れるようになった。歯科業界も、3Dスキャンしたデータを元に被せ物を作れるようになり、むし歯を経験したことがない世代が大人になってきている。今の時代、テクノロジーや価値観の変化が早すぎる。一般企業で社長が30年に一度しか変わらなければ、その企業は確実に時代に追いつけなくなる。

歯科業界も、これからは**トップが10年単位くらいで変わるのが望ましい**のかもしれない。地方だとなかなか難しいと思うが、理想を言えば、10年後に若いリーダーにバトンを引き継ぐ。どうしても子どもに継がせたい場合は、**3代先くらいに継いで貰えればラッキーくらいの温度感**を持つ。現に、古い価値観のままの親の医院には戻りたくないと言う若手のドクターは少なくない。

では、**若手ドクターが田舎で働きたいと思うために**、地方の歯科医院は何をすれば良いのだろう?

若手歯科医師は、とにかく**色々な経験を積みたい**し、**先進的な治療を学びたい**し、その**地域に合った具体的なやり方を知りたい**んだと思う。そのためには、設備の整ったたくさんのドクターやスタッフがいる歯科医院、つまり、**それなりに規模が大きくて魅力的なクリニックを作ること**が大事なのだ。

人は、**大きな建物**、**人が多い場所**に集まる。例えば、歯科衛生士がその医院に自分1人だけだとしたら、なかなか入職しにくいと思う。でもその医院に、すでにたくさんの歯科衛生士がいれば入職しようという気になるかもしれない。現に大森歯科ではこんな田舎なのにたくさんの衛生士が働いている。

患者さんだって、建物が小さいとここで大丈夫かなと、不安に思ってしまう方もいるだろう。でも大きな建物だと、それだけで患者さんは安心感を覚えるかもしれない。安心感があれば、たくさんの患者さんが来てくれるようになるかもしれない。その患者さんが、次は家族や友達と一緒に来てくれるかもしれない。

また、大きな建物は**街のランドマーク**になれる。開業当初こそ大森歯科の場所を細かく説明する必要があったが、今は逆に大森歯科を目印に他の施設を説明することができる。(「大森歯科の角を曲がってすぐだよ！」とか)

箱（医院）を大きくすれば、患者さんが集まる。

そうすれば、たくさんの地域から**スタッフ**も集まる。

スタッフが集まれば**専門職**が集まる。

専門職が集まれば**歯科医師**が集まる。

そして、また、**患者さん**が集まる。

つまり田舎は、**ハードが先**、**ソフトは後**だ。だからこそ**大事なのは先行投資のマインド**で、大森歯科も人が集まることを信じて、これまで**2度の増築工事**を行った。ショッピングモールとかと比べちゃうと、まだまだ小さい建物だが、それでも歯科医院の中で結構大きい方になれたと思う。「えっ、これ歯医者なの？」と思ってもらえるような**大きな歯科医院**を作ったのだ。

ここに来たドクターに、この地域の歯科医療の現実と、**田舎の歯科医療のあり方**を学んでもらい、**同じような地域での開業を目指すドクターを育成する**のが私の夢だ。

同じ思いを持ったドクターが、さまざまな地域に同じような考えのクリニックを作る。そんなクリニックが増えれば、**田舎の歯科医療は飛躍的に向上する**かもしれない。

いつか常陸太田市が「歯科の街」のモデルとして全国へ発信できる日がくるかもしれない。

夢は大きく！

他院を敵対視して患者を奪い合う時代は終わった。今はそれぞれの得意分野で協力していく時代だ。予防管理型の経営ではそこまで多くの患者数を必要とせず、**既存の患者さんと長く付き合っていくスタイル**の仕組みだ。

1医院で管理できる患者数には限界があり、10台ユニットを完備する大森歯科の規模でさえ、5千人程度の患者さんしか管理することができない。常陸太田の人口は約5万人。現実的ではないかもしれないが、仮に住民全ての人のお口を管理するとなれば、**この地域には大森歯科の規模のクリニックが**

10件必要ということになる。

あー近くに仲間が来て欲しい。
そして、**一緒に地方を盛り上げたい。**
これが私の本音だ。

「むし歯のない街、常陸太田」

かっこよくない？

田舎は都会と比べて、利便性という意味では劣るかもしれない。スタバだって車で30分かけて行くところだ。お願いだから、初めて行ったスタバの前で記念写真を撮るのはやめてけれ。都会の人に見られたら笑われちまうぞ！　でも、スタバの前であんなに笑顔になってる婆ちゃんの姿を、私は都内で見たことはない。

田舎には田舎の良さがあるのだ。

若いドクターや医療従事者に、**田舎の歯科医療がいかに面白いか**、ぜひ気が付いてほしい。

12 大森、歯医者を続ける理由

なぜ私は歯医者になったのか。

2023年現在も、正直に言うとわからない。

人の体に針刺して、刃物で切って、ドリルで削って、粘土的なものを口にぶち込んで。

一般には傷害罪になる行為なのだから、これを心から楽しいと思ってる奴がいたら、そいつはただのヤベェ奴だ。


「うひょー、今日もたくさん針を刺すぞー！」

「血がたくさん出てるー！　ヒャッハー！」

「なんだこの深い親知らずは！　よーし、かかってこい！　燃えてきた、燃えてきたー！」

「でけぇ！こんなでけぇ膿の袋、おら見たことねぇぞー！　ワクワクすっぞー！」

「目の前のむし歯菌を倒せるのは、この地球上でおらしかいねぇ。地球のみんな、おらに元気を分けてくれ！」


……ただのサイコ野郎だ。

じゃあ、なんでこんな仕事を毎日していられるのか。

たぶんその理由は、**人から必要とされている実感を得られるから**だと思う。

今思えば、**職種は何だってよかった。**

歯医者だろうが、医者だろうが、そこに**必要としてくれる誰かがいればそれでよかった**のだ。

2浪の頃の、誰からも必要とされない生活が尾を引いているのは間違いない。

振り返ると私はいつも**誰かから必要とされたいと思う人間だった。**

それが**たまたま、歯医者だった**というだけのことだ。


先日、親父からLINEがきた。

「**大森医院の後任の院長が決まった**ぞ。○○先生が引き受けてくれた。やっと肩の荷が下りたよ」


私も、同じ気持ちになった。なんか肩の荷が下りた。

そして、こう返信した。

「おめでとう。後任が決まって良かった。おれも安心しました。**本来はおれが継ぐべきだったのに、なんか申し訳ないです。大森歯科がんばります**」

親父からは

「そんなことはない。**むしろ懐が深くなった。**院長は辞めるけど、勤務は続けるので宜しく」

その後の親子の会話。

私　「院長やめるなら、CEOになればいいんじゃね？　おれはCOOになるよ」

親父「かっこいいねぇ。で、それ何？」

私　「おれもよくわからん」

親父「検索してみたら、COOの他に、CFO、CAOとかあるみたいだぞ」

私　「何それ」

親父「最高なんちゃらで、どうやらあれをこうする責任者らしいぞ」

私　「へぇ、カッコイイー！」

なんだ、この会話（笑）。

華麗なる大森家の4代目。

確かに私は医者にはなれなかったが、大森家が代々大事にしてきた、**医療者としての心は受け継いだ自信がある。**

職種は違えど、医療者として**人のため地域のために貢献する気持ち**は、しっかりと引き継ぎましたよ！

2024年、大森歯科・口腔外科が5周年を迎える年、曾祖父の代から続く**大森医院は100周年を迎える。**

そして、「華麗なる大森家」の4代目大森翔英は、**「医療法人 大森医院」の理事長に就任する**ことになる。

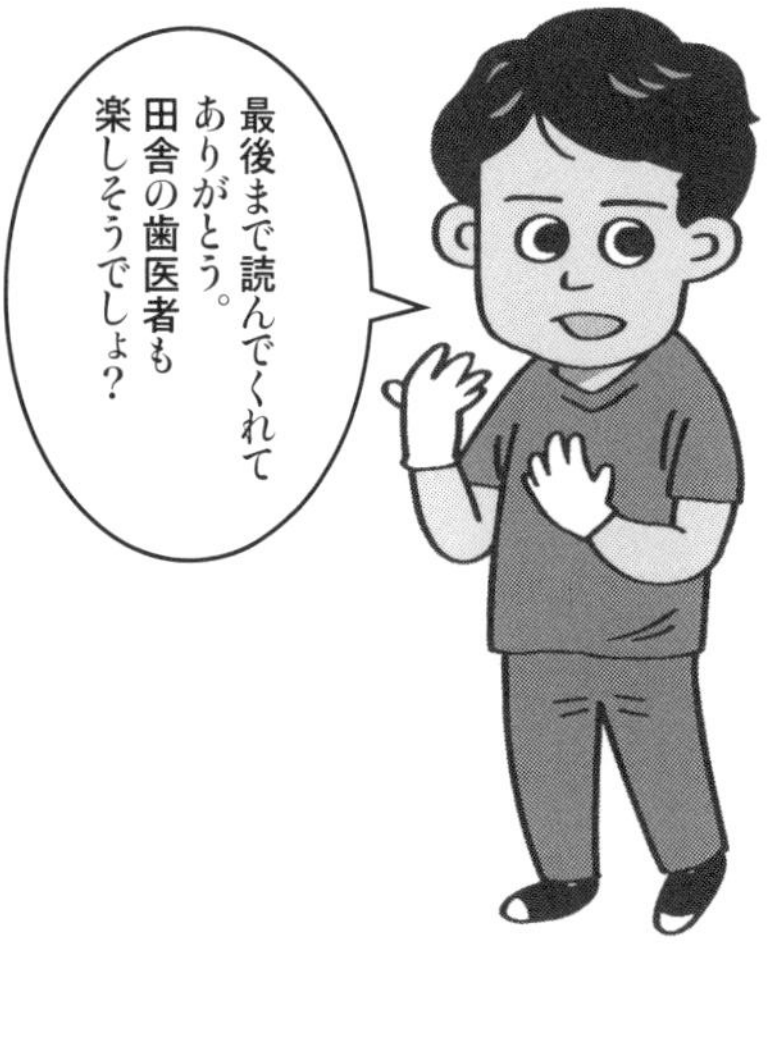
最後まで読んでくれてありがとう。
田舎の歯医者も楽しそうでしょ？

おわりに

最後までお読みいただきありがとうございました。あとがきに代えて、私が人生で**大切にしている考え方を2つ**紹介したいと思います。

まず、一つめは、**「自分で決めたことは、最後まで責任を持つこと」**です。

ある本にこんなことが書いてありました。

「人は努力を過大評価し、決断力を過小評価している」

本文でも触れましたが、世の中にある問題は、**何が答えかわからないものばかり**です。過去の私は決断を人任せにしてきました。でも、人生における大事な決断は、人任せではなく**自分でする**しかないのだと思います。他の誰のものでもない。**自分の人生**なのですから。

4浪せずに、**歯学部**に行ってよかったのか。

再受験をするために、**大学を辞める**べきだったのか。

品川のクリニックをやめて、**茨城に戻る**べきだったのか。

病院歯科を継続せずに、**開業**すべきだったのか。

医師としてではなく。**歯科医師として地元に帰ってくる**べきだったのか。

答えは今もわかりません。結果的に間違いだったとしても、私は**自分で下した決断に後悔はしていません。**自分で決断することは、**次のステージに進むために必要なこと**なんだと思います。


まず、決める。

決めたら動く。

人のせいにしない。

自分で決めたことは、死ぬ気で頑張る。

失敗しても、別に死ぬ訳じゃないと、開き直る。

最後まで責任を持つ。


そして、もう一つは、**「人との出会いを大切にすること」**です。私は幼少の頃は転勤族で、3つの幼稚園、3つの小学校に通いました。そのせいか、人よりたくさんの別れを経験したと思います。仲の良かった友人たちとは、また会おうねと約束しましたが、41歳になった今も会えないままでいる人がたくさんいます。もしかしたらこの先、二度と会うことはないのかもしれません。

昔聴いた好きな歌に、「人は誰もが普通だけど、出会いはどれも特別だ」というようなフレーズがありました。

みんなそれぞれ普通の人なんだけど、誰かと出会うことで、物凄く特別な経験になったり、とても楽しくなる瞬間があると思います。でも、もしかしたらその瞬間はただの偶然で、もう二度と訪れないのかもしれません。

「一期一会」

今、**目の前にいる人と会えるのは、今日が最後かもしれない**と頭の片隅で思うようにしています。

いつ人生最後の瞬間が来るかは誰にもわからないことを、私は患者さんを通じて教わり、震災を通じて痛感しました。だからこそ、**「人との出会いを大切にすること」**は、生きていく上でとても大切だと思っています。

茨城県常陸太田市という超絶マニアックな田舎で、今日も楽しく歯医者の仕事ができているのは、**私が今まで出会った数多くの人たちのお陰**だと、心底思います。

夢を叶えていなくても、理想とは違う仕事に就いたとしても、何もないへんぴな田舎でも、**人との出会いを大切にすれば**、楽しく、幸せに生きられる。

この本は、**私の人生これまでに出会った全ての人に対する、感謝の意を示したもの**です。ありがとうございます。

この本がきっかけで、進路の決まっていない若者が**「医療業界」**に興味を持ち、医療関係の方が**「田舎の医療」**に興味を持ち、歯科関係の方が**「田舎」**から歯科業界を盛り上げる。そして、その中の誰かが**「次世代」**の**田舎の医療の担い手**になってくれれば、これに勝る喜びはありません。

歯科医療は楽しい、田舎の医療は楽しい！

そんな想いが少しでも伝わってくれたら幸いです。

明るく、楽しく、元気よく。

感謝の気持ちを忘れずに。

明日からも、田舎で楽しく、歯医者がんばります！

最後までお読みいただき、ありがとうございました!!

２０２３年８月
大森翔英

「大森、田舎で歯医者やってるってよ。」
読者限定特典のお知らせ

本書購入者に
貴重な特典があります。

http://pubca.net/cam/country/

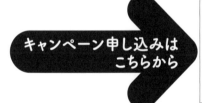

キャンペーン申し込みは
こちらから

https://asp.jcity.co.jp/FORM/
?userid=sunriset&formid=216

大森翔英《おおもりしょうえい》

歯科医師、医学博士。
医療法人 大森医院、大森歯科・口腔外科 院長。
1981年、茨城県常陸太田市（旧里美村）生まれ。
2009年、明海大学歯学部卒業、歯科医師免許 取得。
2018年、筑波大学大学院 博士課程修了。
明海大学卒業後、筑波大学附属病院 歯科口腔外科へ研修医として入職。
その後、都内の医療法人、茨城県内の病院歯科での勤務を経て、
2019年11月、大森歯科・口腔外科を開院。
医院のコンセプトは
「治す歯科医療から、守る歯科医療へ」、「県北医療に、口腔外科を」で、
予防歯科と口腔外科を地域に根付かせるため日々診療にあたる。
2度の医院増築を重ね、開院3年半でユニット10台、スタッフ20名を抱える
大型歯科医院へ成長。「歯科医院は医療の入り口」との考えから、
地域の健康づくり、予防意識の向上に精力を注ぐ。
日本口腔外科学会 認定医、日本口腔科学会 認定医、日本顎咬合学会 認定医。
家族は妻と4人の娘と2匹の犬。

大森、田舎で歯医者やってるってよ。
医学部落ちのボンボンが歯医者になって、茨城の片田舎で案外楽しくやっている話

2023年8月24日　初版第1刷発行

著　者　大森翔英
発行者　西潟洸徳
発　行　サンライズパブリッシング株式会社
〒150-0043
東京都渋谷区道玄坂1-12-1
渋谷マークシティW22

発売元　株式会社飯塚書店
〒112-0002
東京都文京区小石川5丁目16-4

印刷・製本　中央精版印刷株式会社

ISBN978-4-7522-9018-6　C0034

プロデュース　水野俊哉
イラスト　ヤギワタル
装丁・DTP　本橋雅文（orangebird）